Krebs-Kochbuch für Anfänger

Wohltuende, einfache und schnelle Rezepte zur Unterstützung der Behandlung und Genesung

Dr. Josephine S. Sanger

Inhaltsverzeichnis

Willkommen beim „Krebs-Kochbuch fürBeginners", eine nahrhafte Reise, bei der kulinarischer Genuss auf den Wunsch nach Wohlbefinden trifft.

Dieses Buch ist Ihr hilfreicher Leitfaden, wenn Sie neu darin sind, die Kraft der Nahrung für Ihre Gesundheit zu nutzen und Ihnen auf dem Weg zu einer Krebserkrankung zu helfen. Hier beginnen wir eine aufschlussreiche Reise in die Welt der Ernährung und untersuchen, wie einfache, alltägliche

Lebensmittel als Waffe zur Krebsbekämpfung dienen können.

Dieser Führer ist mehr als nur eine Sammlung von Gerichten; Es ist auch eine Einführung in die enormen Auswirkungen der Ernährung auf die Abwehrkräfte unseres Körpers. Wir erforschen die Grundlagen, entmystifizieren die Feinheiten der Ernährung und enthüllen die entscheidenden Bestandteile einer krebsbekämpfenden Ernährung.

Dies ist eine Einladung, einen Lebensstil anzunehmen, der Gesundheit und Energie fördert. Unabhängig davon, ob Sie Ihre erste nahrhafte Mahlzeit zubereiten oder Ihren kulinarischen Horizont erweitern möchten, bietet jedes Kapitel leicht zugängliche Einblicke, praktische Ideen und köstliche Rezepte, die Ihnen den Einstieg in einen besseren, krebsbekämpfenden Lebensstil erleichtern. Willkommen an Bord, wir beginnen diese wohltuende Reise zu Wohlbefinden und Resilienz.

Den Zusammenhang zwischen Nahrung und Krebs verstehen:

Um den Zusammenhang zwischen Lebensmitteln und Krebs zu verstehen, müssen Sie sich mit dem komplexen Zusammenspiel zwischen Ihren Ernährungsgewohnheiten und Ihrer Fähigkeit, Krebs vorzubeugen, befassen. Im Folgenden sind die wichtigen Komponenten aufgeführt:

1. **Der Beitrag der Ernährung zur Krebsprävention:**Die Ernährung ist wichtig für unsere allgemeine Gesundheit und Untersuchungen

zeigen, dass bestimmte Lebensmittel und Ernährungsgewohnheiten das Krebsrisiko erhöhen können. Der Verzehr von verarbeitetem Fleisch, zuckerhaltigen Lebensmitteln und einem Übermaß an rotem Fleisch kann beispielsweise mit einem erhöhten Risiko für bestimmte Krebsarten verbunden sein. Eine Ernährung mit viel Obst, Gemüse, Vollkornprodukten und magerem Fleisch trägt hingegen zu einem geringeren Risiko bei.

2. **Nährstoffrolle:** Essentielle Nährstoffe wie Vitamine, Mineralien und sekundäre Pflanzenstoffe, die in pflanzlichen Lebensmitteln reichlich vorhanden sind, spielen eine wichtige Rolle bei der Krebsprävention.

Antioxidantien, darunter die Vitamine C und E, Beta-Carotin und Selen, helfen beispielsweise bei der Bekämpfung von oxidativem Stress und Zellschäden und verringern möglicherweise das Risiko der Krebsentstehung.

3. **Antioxidantien in der Krebsprävention:** Antioxidantien sind starke Chemikalien, die in farbigem Obst und Gemüse vorkommen und gefährliche freie Radikale im Körper neutralisieren. Freie Radikale können Zellschäden verursachen und werden mit der Entstehung von Krebs in Verbindung gebracht. Antioxidantien helfen bei der Milderung dieser Schäden, indem sie als Schutzmechanismus im Körper

wirken. Die Erforschung dieser Faktoren kann Ihnen helfen zu verstehen, wie bestimmte Ernährungsgewohnheiten die Abwehrkräfte unseres Körpers gegen Krebs entweder stärken oder schwächen können. Sie können fundierte Entscheidungen treffen, um eine Vielzahl krebsbekämpfender Lebensmittel in Ihre täglichen Mahlzeiten aufzunehmen, indem Sie die Auswirkungen von Nährstoffen und Antioxidantien auf die Zellgesundheit und ihre mögliche Rolle bei der Krebsprävention kennen. Dies trägt zu einem proaktiven Ansatz für Gesundheit und Wohlbefinden bei.

Eiweiß-Veggie-Omelett

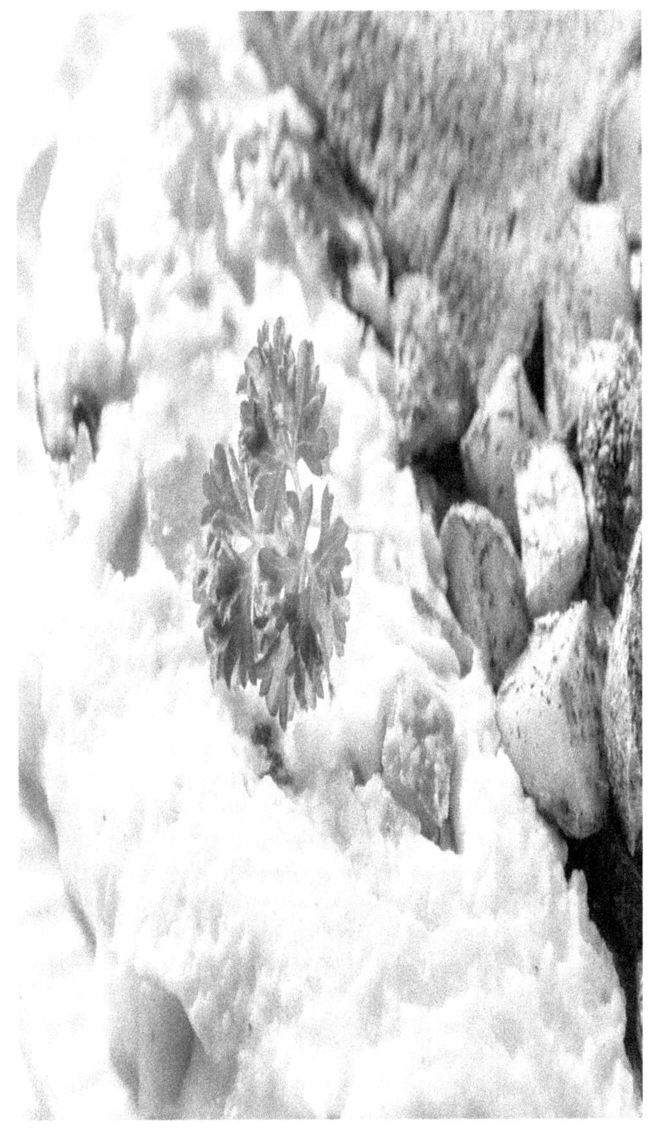

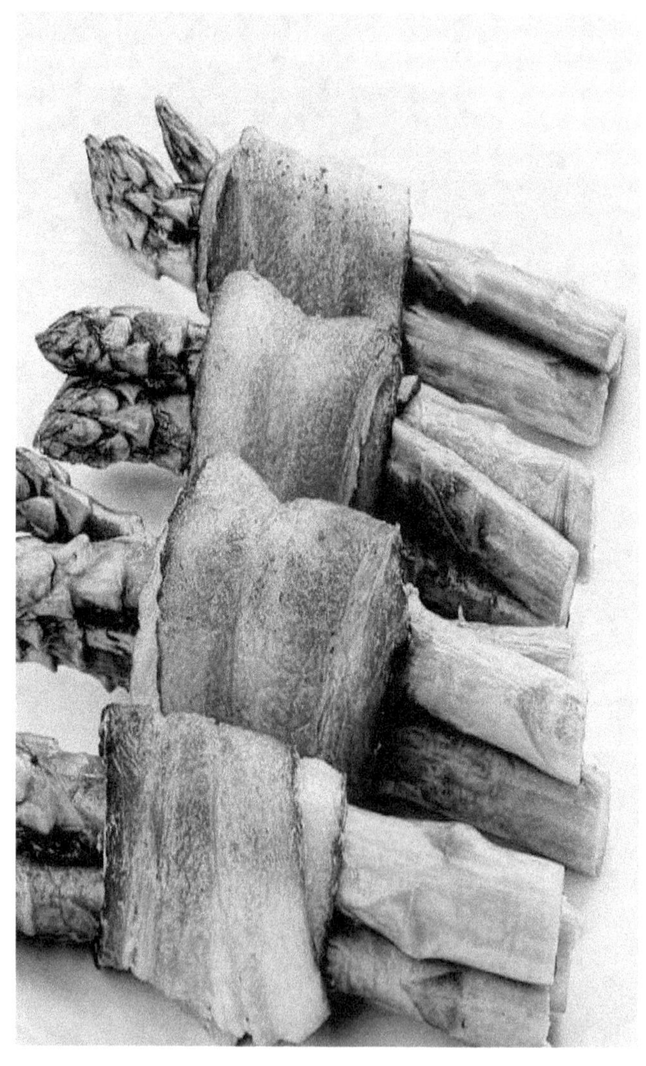

Was ist Krebs?

Krebs ist eine vielfältige Ansammlung von

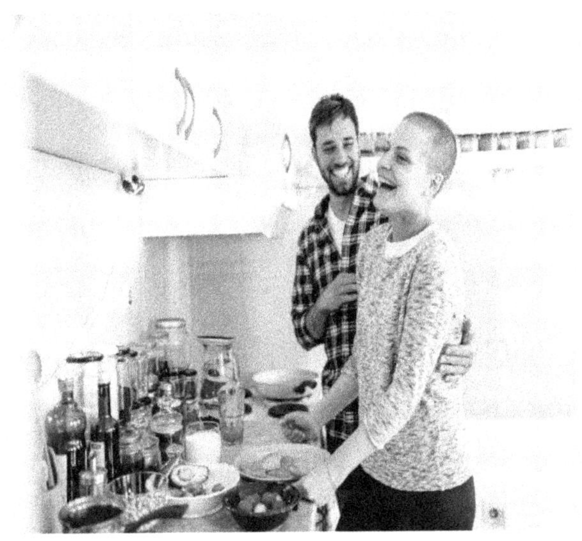

Erkrankungen, die durch eine abnormale Zellproliferation gekennzeichnet sindim Körper. Normalerweise wachsen, teilen und sterben Zellen auf kontrollierte Weise. Bei Krebs ist dieser Prozess jedoch unterbrochen, was zu einer unkontrollierten Zellentwicklung führt. Diese abnormalen Zellen können Massen oder Tumore entwickeln, die Organfunktion stören und sich auf andere Teile des Körpers ausbreiten, ein Vorgang, der als Metastasierung bezeichnet wird. Es gibt verschiedene Arten von Krebs, jede mit ihren eigenen Merkmalen, je nachdem, wo sie entsteht und wie sie sich im Körper verhält. Brustkrebs, Lungenkrebs, Prostatakrebs, Hautkrebs und Darmkrebs sind allesamt weit verbreitete Formen.

Krebsrisikofaktoren:

Krebsrisikofaktoren werden allgemein in zwei Typen eingeteilt:

Veränderbar und nicht veränderbar.

1. **Nicht veränderbare Risikofaktoren:**

❖ Genetik: Einige Krebsarten haben eine erbliche Komponente, was bedeutet, dass eine Person möglicherweise eher an Krebs erkrankt, wenn sie bestimmte genetische Mutationen von ihren Eltern geerbt hat.

❖ Alter: Normalerweise steigt das Krebsrisiko mit zunehmendem Alter, da sich mit der Zeit zelluläre Veränderungen häufen.

❖ Weiblich: Bestimmte Krebsarten treten bei bestimmten Geschlechtern häufiger auf. Brustkrebs tritt beispielsweise häufiger bei Frauen auf, während Prostatakrebs häufiger bei Männern auftritt.

2. Modifizierbare Risikofaktoren:

➤ Lebensstil: Rauchen, übermäßiger
Alkoholkonsum, eine schlechte
Ernährung mit wenig Obst und
Gemüse, Fettleibigkeit, mangelnde
körperliche Aktivität und die
Exposition gegenüber Karzinogenen
(wie UV-Strahlung oder Asbest)
können das Krebsrisiko erheblich
erhöhen.

➤ Infektionen: Bestimmte Infektionen,
wie zum Beispiel humane
Papillomaviren (HPV)-Stämme von
Hepatitisviren, können das Risiko für
bestimmte bösartige Erkrankungen
erhöhen.

Das Verständnis dieser Risikofaktoren ist
von entscheidender Bedeutung, denn auch
wenn einige außerhalb unserer Kontrolle
liegen, kann eine Änderung unserer

Lebensgewohnheiten unser Risiko, an Krebs zu erkranken, drastisch verringern. Bessere Entscheidungen wie eine ausgewogene Ernährung, regelmäßige Bewegung, die Vermeidung von Tabak, die Begrenzung des Alkoholkonsums und der Schutz vor gefährlichen Umweltfaktoren können dazu beitragen, das Krebsrisiko zu senken und die allgemeine Gesundheit zu verbessern. Regelmäßige Vorsorgeuntersuchungen und Früherkennung sind ebenfalls wichtig für bessere Ergebnisse bei der Krebsbehandlung.

Warum Sie während der Krebsbehandlung eine Diät benötigen:

Die Einhaltung einer nahrhaften Ernährung während der gesamten Krebsbehandlung kann dem Körper bei der Bewältigung behandlungsbedingter Nebenwirkungen sehr helfen und den Genesungsprozess beschleunigen. Im Folgenden finden Sie einige Beispiele dafür, wie eine gesunde Ernährung die Genesung eines Krebspatienten unterstützen kann, sowie einige der wichtigsten Nährstoffe und wo man sie bekommt:

Die positiven Auswirkungen einer gesunden Ernährung auf Krebspatienten:

→ Unterstützt das Immunsystem: Eine gute Ernährung kann dem Körper dabei helfen, Infektionen abzuwehren und behandlungsbedingte Nebenwirkungen zu überwinden, indem sie das Immunsystem stärkt.

→ Kontrolliert Nebenwirkungen: Durch die Unterstützung bei der Aufrechterhaltung von Kraft und Energie kann eine gute Ernährung typische Nebenwirkungen einer Krebstherapie wie Übelkeit, Erschöpfung und Appetitlosigkeit lindern.

→ Eine ausreichende Zufuhr von Proteinen und anderen Nährstoffen hilft bei der Gewebereparatur und -erholung, was besonders wichtig vor, während und nach medizinischen Eingriffen wie Chemotherapie, Bestrahlung oder Operation ist.

→ Hält das Energieniveau stabil: Um die während der Therapie häufig auftretende Schwäche und

Erschöpfung zu überwinden, ist eine ausgewogene Ernährung wichtig.

Wichtige Nährstoffe für Krebspatienten und ihre Vorteile:

- Protein: Kommt in Quellen wie magerem Fleisch, Geflügel, Fisch, Eiern, Milchprodukten, Bohnen und Nüssen vor. Protein unterstützt die Gewebeheilung und erhält die immunologische Funktion aufrecht.

- Antioxidantien (Vitamine C, E und A): In Früchten (Beeren, Zitrusfrüchten), Gemüse (Spinat, Karotten), Nüssen und Samen enthalten. Sie helfen, freie Radikale zu neutralisieren und behandlungsbedingte Zellschäden zu minimieren.

- Omega-3-Fettsäuren: Kommen in fettem Fisch (Lachs, Makrele), Leinsamen und Walnüssen vor. Omega-3-Fettsäuren haben entzündungshemmende Eigenschaften und helfen, Entzündungen während der Behandlung zu lindern.
- Ballaststoffe: Reichlich in Vollkornprodukten, Obst, Gemüse und Hülsenfrüchten enthalten. Ballaststoffe unterstützen die Verdauung, verhindern Verstopfung und fördern die Darmgesundheit, was während der gesamten Therapie von entscheidender Bedeutung ist.
- Eisen: Erhältlich in rotem Fleisch, Hühnchen, Bohnen, Linsen und

Spinat. Eisen trägt zur Aufrechterhaltung des Energieniveaus bei, insbesondere wenn die Behandlung zu Anämie führt.

- Kalzium und Vitamin D: Milchprodukte, Blattgemüse, angereichertes Getreide und Sonneneinstrahlung (für Vitamin D). Diese Nährstoffe unterstützen die Knochengesundheit, was bei bestimmten Krebsbehandlungen von entscheidender Bedeutung ist.

Wie diese Nährstoffe während der Behandlung helfen:

Eiweiß: Unterstützt Muskelkraft und -reparatur.

Antioxidantien: Helfen Sie, den oxidativen Stress durch die Behandlung zu minimieren.

Omega-3-Fettsäuren: Kann Entzündungen lindern und die Herzgesundheit verbessern.

Faser:Fördert die Verdauung und lindert Verstopfung, die durch einige Therapien verursacht wird.

Eisen: Verhindert/behandelt Anämie und Müdigkeit.

Kalzium und Vitamin D: Erhalten Sie die Knochengesundheit während der gesamten Therapie und wirken Sie sich auf die Knochenstärke aus.

Gefahr, sich nicht richtig zu ernähren:

Krebspatienten sind während der Behandlung und Genesung mit zahlreichen Risiken und Schwierigkeiten konfrontiert, wenn sie sich nicht an die richtige Ernährung halten. Eine ausgewogene und individuelle Ernährung ist von entscheidender Bedeutung für die Bewältigung der Nebenwirkungen der Behandlung, die Stärkung des Immunsystems, den Erhalt der Kraft und die Maximierung der allgemeinen Gesundheit. Einige Risiken, die mit der Nichteinhaltung einer gesunden Ernährung verbunden sind, sind folgende:

1. Geschwächtes Immunsystem: Krebstherapien wie Chemotherapie und Bestrahlung können das Immunsystem schwächen. Ohne eine ausgewogene Ernährung mangelt es den Patienten möglicherweise an lebenswichtigen Nährstoffen, die sie für die Immunfunktion benötigen, was sie anfälliger für Infektionen macht und die Genesung verzögert.

2. Erhöhte Nebenwirkungen der Behandlung: Schlechte Ernährungsgewohnheiten können die Nebenwirkungen der Behandlung wie Übelkeit, Erschöpfung und Gewichtsverlust verstärken. Eine unzureichende Ernährung kann die Beschwerden verstärken und die Fähigkeit des Körpers, Behandlungen zu ertragen, beeinträchtigen.

3. Mangelernährung: Krebs und seine Therapien können die Fähigkeit des Körpers beeinträchtigen, Nährstoffe aufzunehmen. Eine unausgewogene Ernährung kann zu einem Mangel an wichtigen Nährstoffen wie Proteinen, Vitaminen und Mineralstoffen führen und die Fähigkeit des Körpers beeinträchtigen, Gewebe zu reparieren

und das Energieniveau aufrechtzuerhalten.

4. Gewichtsverlust und Muskelschwund: Eine unzureichende Ernährung kann zu Gewichtsverlust und Muskelschwund führen, wodurch die Kraft und Fähigkeit des Patienten, die körperlichen Anforderungen der Behandlung zu bewältigen, verringert wird, was möglicherweise zu einer schlechteren Prognose führt.

5. Auswirkungen auf die psychische Gesundheit: Der Stress einer Krebsdiagnose, gepaart mit unzureichender Ernährung, kann die psychische Gesundheit und das allgemeine Wohlbefinden beeinträchtigen. Eine ausgewogene Ernährung kann dazu beitragen, die

Stimmung und geistige Klarheit zu verbessern und den Bewältigungsprozess zu unterstützen. Im Wesentlichen können die Folgen einer falschen Ernährung für Krebspatienten die Wirksamkeit der Behandlung beeinträchtigen, ihr Immunsystem schwächen und ihre allgemeine Lebensqualität beeinträchtigen.

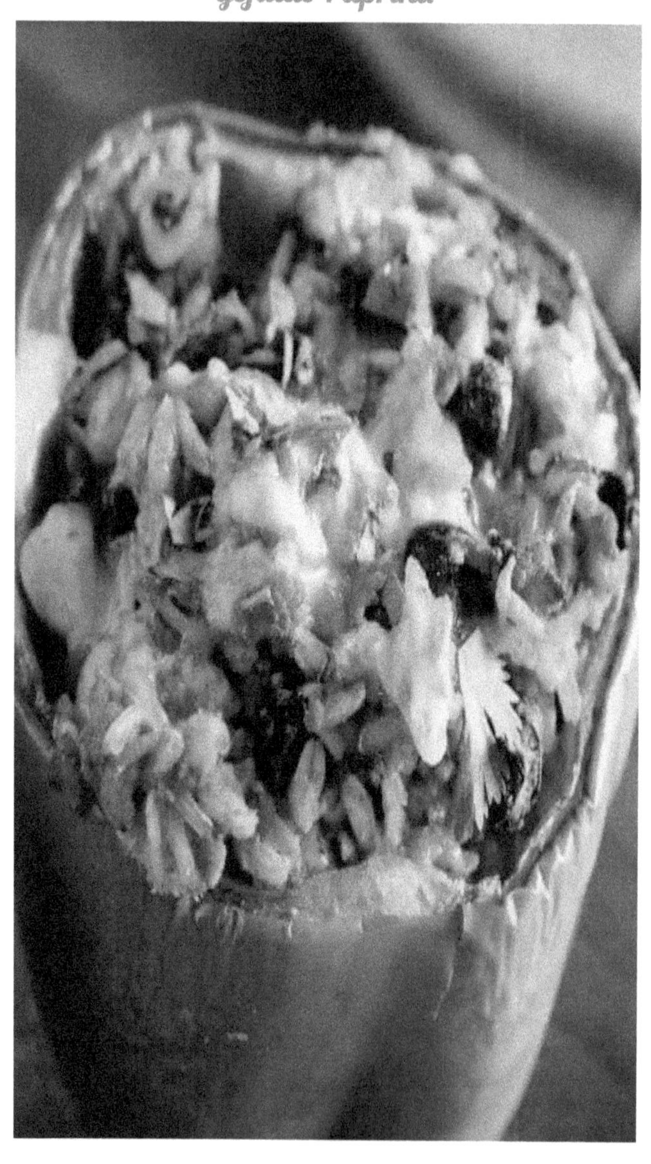

gefüllte Paprika

Kapitel 2: Grundlagen der Krebsküche

Wesentliche Zutaten:

- ❖ Blattgemüse (Spinat, Grünkohl und Mangold): Vollgepackt mit Antioxidantien, Vitaminen und Mineralien eignen sie sich flexibel für Salate, Smoothies oder gekochte Speisen.

- ❖ Kalkhaltiges Gemüse (Brokkoli, Blumenkohl, Rosenkohl): Dieses Gemüse ist reich an Polyphenolen und Ballaststoffen und für seine potenziell krebsbekämpfenden Eigenschaften bekannt.

- ❖ Beeren (Blaubeeren, Erdbeeren und Himbeeren): Vollgepackt mit Antioxidantien, Vitaminen und

Ballaststoffen verleihen sie Mahlzeiten und Snacks eine köstliche Note.

❖ Tomaten: Enthält Lycopin, ein starkes Antioxidans, das das Risiko einiger Krebsarten senkt.

❖ Knoblauch: Reich an Organoschwefelverbindungen mit potenziell krebsbekämpfender Wirkung.

❖ Kurkuma: Enthält Curcumin, das für seine entzündungshemmenden und möglicherweise krebsvorbeugenden Eigenschaften bekannt ist.

❖ Ingwer: Hilft bei der Verdauung und wirkt entzündungshemmend.

❖ Vollkorn (Quinoa, brauner Reis, Vollkornnudeln): Bietet Ballaststoffe und Nährstoffe und fördert eine ausgewogene Ernährung.

❖ Hülsenfrüchte (Linsen, Bohnen und Kichererbsen): ausgezeichnete Quellen für pflanzliches Protein, Ballaststoffe und verschiedene Nährstoffe.

❖ Nüsse und Samen (Mandeln, Walnüsse, Chia-Samen): Vollgepackt mit gesunden Fetten, Proteinen und Antioxidantien.

❖ Olivenöl: Gesunde einfach ungesättigte Fette und Antioxidantien, die sich positiv auf die Herzgesundheit auswirken.

❖ Grüner Tee: Enthält Antioxidantien und Chemikalien, die bei der Krebsprävention helfen können.

- ❖ Fetter Fisch (Lachs, Makrele): Reich an Omega-3-Fettsäuren, vorteilhaft für die Herzgesundheit und Entzündungen.

- ❖ Joghurt oder Kefir: Bietet Probiotika für eine gesunde Verdauung und Kalzium für die Knochenstärke.

- ❖ Pilze: Bestimmte Sorten wie Shiitake oder Maitake enthalten Chemikalien, die immunstärkende Eigenschaften haben können.

- ❖ Süßkartoffeln sind reich an Beta-Carotin und Ballaststoffen und tragen so zu einer gesunden Ernährung bei.

- ❖ Dunkle Schokolade (hoher Kakaoanteil): Enthält Antioxidantien und Flavonoide, die sich in Maßen hervorragend für die Gesundheit eignen.

❖ Apfelessig: Kann möglicherweise gesundheitliche Vorteile haben, einschließlich der Unterstützung der Verdauung.

❖ Frische Kräuter (Petersilie, Basilikum und Koriander): Fügen Sie Geschmack und Nährstoffe hinzu, ohne zusätzliches Salz oder Zucker hinzuzufügen.

❖ Zwiebeln: Enthält Flavonoide und Antioxidantien, die möglicherweise die Gesundheit des Herzens und die Immunität fördern. Diese Inhaltsstoffe bieten eine breite Mischung aus Mineralien, Antioxidantien und potenziellen gesundheitlichen Vorteilen. Die regelmäßige

Einbeziehung in die Mahlzeiten kann zu einer ausgewogenen und gesundheitsfördernden Ernährung beitragen.

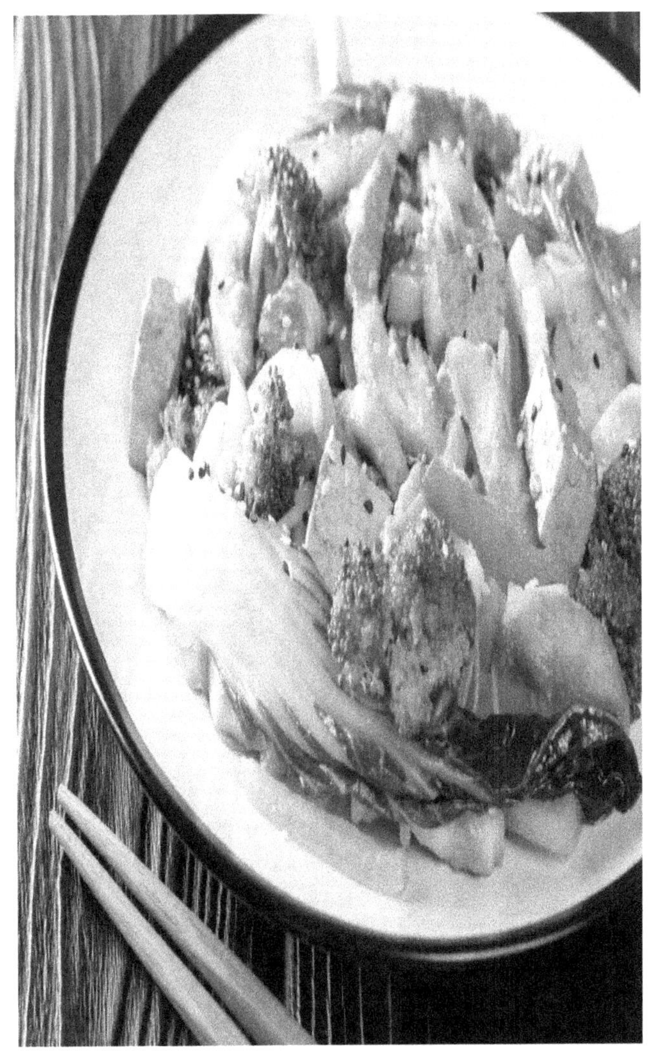

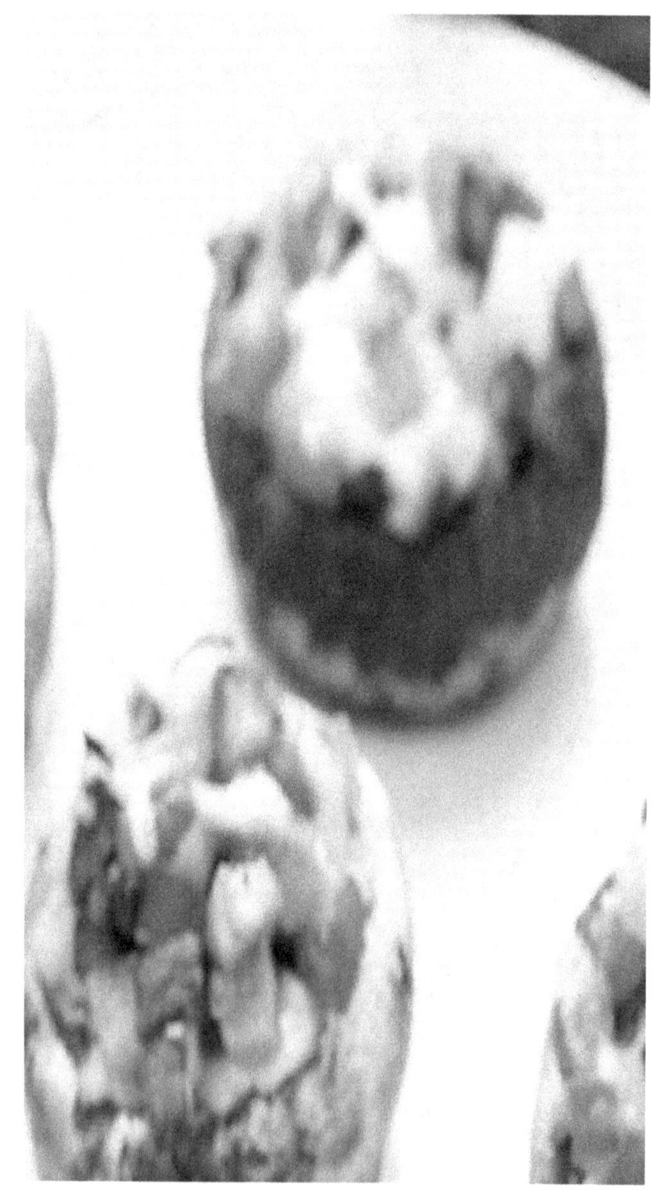

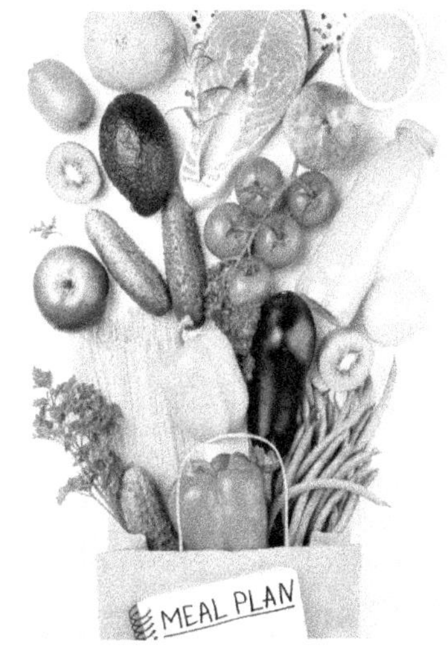

Der Ernährungsplan konzentrierte sich auf die Unterstützung bei KrebsPrävention oder während der Krebsbehandlung. Beinhaltet die bewusste Berücksichtigung nährstoffreicher Lebensmittel und ausgewogener Mahlzeiten. Schauen Sie sich die Schritt-für-Schritt-Anleitung zur Essensplanung an:

1. **Setzen Sie sich realistische Ziele:** Ernährungsbedürfnisse verstehen. Berücksichtigen Sie alle Ernährungseinschränkungen,

persönlichen Vorlieben oder gesundheitlichen Bedenken, die Ihre Essensauswahl beeinflussen könnten.

- Definieren Sie Ziele: Legen Sie fest, was Sie mit Ihren Mahlzeiten erreichen möchten, sei es die Verbesserung der allgemeinen Gesundheit, die Bewältigung von Nebenwirkungen von Medikamenten oder bestimmte Ernährungsziele.

2. **Planen Sie ausgewogene Mahlzeiten:**Integrieren Sie eine Vielfalt an Lebensmitteln: Achten Sie auf eine Vielfalt an Obst, Gemüse, Vollkornprodukten, magerem Fleisch und gesunden Fetten, um ein breites Spektrum an Nährstoffen zu erhalten.

- Portionskontrolle: Behalten Sie die Portionsmengen bei, um eine ausgewogene Nährstoffaufnahme zu gewährleisten, ohne zu viel zu essen.

3. **Wählen Sie krebsbekämpfende Lebensmittel:**Fügen Sie pflanzliche Lebensmittel hinzu: Konzentrieren Sie sich auf buntes Obst und Gemüse, Hülsenfrüchte, Nüsse, Samen und Vollkornprodukte, die für ihre krebsbekämpfenden Eigenschaften bekannt sind.

- Magere Proteine: Integrieren Sie Quellen wie Fisch, Geflügel, Bohnen, Linsen und Tofu, um den Proteinbedarf zu decken und gleichzeitig rotes und verarbeitetes Fleisch zu minimieren.

4. Täglicher Frühstücksaufbau:

- Frühstück: Beginnen Sie mit einem ausgewogenen Frühstück mit Vollkornprodukten, Früchten oder Proteinquellen wie Eiern oder Joghurt für anhaltende Energie.

- Mittagessen: Fügen Sie eine Kombination aus Gemüse, magerem Eiweiß und komplexen Kohlenhydraten für eine sättigende Mittagsmahlzeit hinzu.

- Abendessen: Entscheiden Sie sich für ein ausgewogenes Mittagessen mit verschiedenen Nährstoffen und konzentrieren Sie sich auf Gemüse, Proteine und gesunde Fette.

5. Mit Bedacht naschen:

- Gesunde Snacks: Wählen Sie nährstoffreiche Snacks wie Obst, Mandeln, griechischen Joghurt oder Vollkorncracker, um den Hunger zwischen den Mahlzeiten zu stillen.

6. Trinke genug:

- Wasser trinken: Sorgen Sie den ganzen Tag über für eine ausreichende Flüssigkeitszufuhr. Kräutertees und aromatisiertes Wasser können erfrischende Alternativen sein.

7. Vorausplanen:

- Essenszubereitung: Erwägen Sie die Vorbereitung von Zutaten oder Mahlzeiten im Voraus, um das Kochen an hektischen Tagen zu vereinfachen.

- Lebensmitteleinkauf: Erstellen Sie eine Einkaufsliste basierend auf Ihren geplanten Mahlzeiten, um sicherzustellen, dass Sie alle notwendigen Vorräte zur Hand haben.

8. Experimentieren und genießen:

- Probieren Sie neue Gerichte aus. Entdecken Sie nahrhafte Gerichte, die krebsbekämpfende Nährstoffe enthalten, und experimentieren Sie mit Geschmacksrichtungen, um die Mahlzeiten interessant zu halten.

- Achtsames Essen: Üben Sie achtsames Essen, indem Sie jeden Bissen genießen und auf Hunger- und Völlegefühle achten.

10. Fortschritt überwachen:

- Verfolgen Sie Änderungen: Überwachen Sie, wie Ihr Körper auf Ernährungsumstellungen reagiert, und passen Sie Ihren Ernährungsplan basierend auf Ihren Erfahrungen entsprechend an. Indem Sie diese Schritte befolgen und schrittweise krebsbekämpfende Lebensmittel in Ihre Mahlzeiten integrieren, können Anfänger einen ausgewogenen und gesunden Ernährungsplan erstellen, der die allgemeine Gesundheit unterstützt und möglicherweise bei der Krebsprävention oder -unterstützung hilft.

Tag 1:

Frühstück: Haferflocken, garniert mit Bananenscheiben, Walnüssen und einem Schuss Honig.

Mittagessen: Quinoa-Salat mit gemischtem Gemüse, geröstetem Gemüse und gegrilltem Hähnchen.

Abendessen: Gegrillte Fisch-Tacos mit Krautsalat, serviert mit schwarzen Bohnen und einer Beilage gerösteter Süßkartoffeln.

Tag 2:

Frühstück: Vollkornmüsli mit Mandelmilch, garniert mit geschnittenen Erdbeeren.

Mittagessen: Vollkorn-Wrap gefüllt mit Hummus, Spinat, geraspelten Karotten und gegrilltem Tofu.

Abendessen: Vollkorn-Spaghetti Primavera mit gemischtem Gemüse und gegrillten Garnelen.

Tag 3:

Frühstück: Chia-Samen-Pudding mit Bananenscheiben und Mandeln.

Mittagessen: Truthahn-Avocado-Wrap mit einer Vollkorn-Tortilla und einer Beilage Karottenstifte.

Abendessen: Gegrillter Tofu, gebraten mit Paprika, Erbsen und braunem Reis.

Tag 4:

Frühstück: Vollkornpfannkuchen mit gemischten Beeren und einem Klecks griechischem Joghurt.

Mittagessen: Mit Quinoa und schwarzen Bohnen gefüllte Paprika mit einer Beilage aus gemischtem Grün.

Abendessen: Gegrillter Tilapia mit Spargel und Quinoa-Pilaw.

Frühstück: Overnight Oats mit Mandelmilch, Apfelwürfeln und Zimt.

Mittagessen: Spinat-Kichererbsen-Salat mit Feta-Käse, Gurken und einem Zitronen-Tahini-Dressing.

Abendessen: Gemüsecurry mit Kichererbsen serviert auf braunem Reis.

Tag 6:

Frühstück: Vollkornbrot mit Avocadoaufstrich und einem pochierten Ei.

Mittagessen: Vollkorn-Pita-Taschen gefüllt mit Hummus, gegrilltem Gemüse und Feta-Käse.

Abendessen: Gebackene Hähnchenbrust mit gerösteten Süßkartoffeln und einer Beilage gedünstetem Spargel.

Tag 7:

Frühstück: Smoothie aus Spinat, Banane, Beeren und Mandelmilch.

Mittagessen: eine Schüssel mit braunem Reis mit Tofu, gedünstetem Brokkoli und Teriyaki-Sauce.

Abendessen: Gebackener Kabeljau mit gerösteten Süßkartoffelspalten und grünen Bohnen.

Frühstück: Gemüse-Feta-Käse-Frittata mit Vollkorntoast als Beilage.

Mittagessen: Linsen-Gemüse-Eintopf, serviert mit einem gemischten grünen Salat.

Abendessen: Gegrillte Hähnchenbrust mit Quinoa und geröstetem Gemüse.

Tag 9:

Frühstück: Vollkornmüsli mit Mandelmilch, Pfirsichscheiben und Walnüssen.

Mittagessen: Truthahn- und Preiselbeer-Spinat-Salat mit einer Balsamico-Vinaigrette.

Abendessen: Gebackener Tofu mit sautiertem Pak Choi und braunem Reis.

Tag 10:

Frühstück: Griechischer Joghurt-Smoothie mit gemischten Beeren und einer Prise Chiasamen.

Mittagessen: Quinoa-Taboulé-Salat mit Gurke, Tomate, Petersilie und gegrillten Garnelen.

Abendessen: Gebratenes Gemüse (Paprika, Erbsen, Pilze) mit braunem Reis und mageren Rindfleischstreifen.

Tag 11:

Frühstück: Hüttenkäse gemischt mit gewürfelter Ananas und einer Handvoll Mandeln.

Mittagessen: Hühnchen-Gemüse-Spieße mit Couscous-Salat als Beilage.

Abendessen: Putenfleischbällchen mit Marinara-Sauce, serviert auf Vollkornspaghetti und einem Beilagensalat.

Tag 12:

Frühstück: Haferflocken mit Bananenscheiben, Mandeln und einem Schuss Honig.

Mittagessen: schwarzer Bohnen-Mais-Salat mit Avocado-Dressing, serviert mit Vollkorn-Crackern.

Abendessen: Gegrillte Putenburger mit einer Beilage aus gemischtem Gemüse.

Tag 13:

Frühstück: Rührei mit Spinat, Tomaten und Vollkornbrot.

Mittagessen: Quinoa-Gemüse-Pfanne mit Tofu.

Abendessen: gebackenes Hähnchen mit geröstetem Gemüse und Quinoa.

Tag 14:

Frühstück: Burrito mit Rührei, schwarzen Bohnen, Salsa und Vollkorn-Tortilla.

Mittagessen: Kichererbsensalat mit gemischtem Gemüse, Kirschtomaten und einem Zitronen-Tahini-Dressing.

Abendessen: Gegrillte Garnelenspieße mit braunem Reis und sautiertem Spinat.

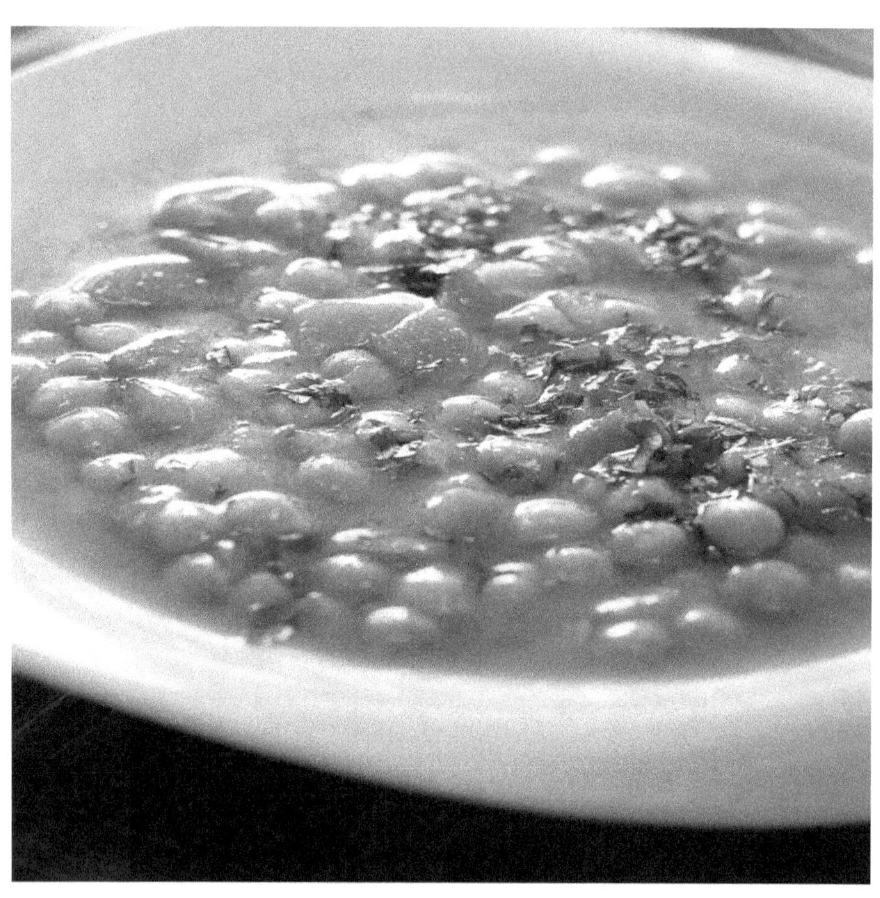

Kapitel 4: Rezepte für einen krebsbekämpfenden Lebensstil

Frühstücksrezepte:

Haferflocken, garniert mit geschnittenen Bananen, Walnüssen und Honig

Zutaten:

1 Tasse Haferflocken

1 Banane, in Scheiben geschnitten

1/4 Tasse Walnüsse, gehackt

Honig (nach Geschmack)

Vorbereitung:

1. Bringen Sie 2 Tassen Wasser in einem Wasserkocher zum Kochen.
2. Fügen Sie die Haferflocken hinzu und reduzieren Sie die Hitze auf köcheln.

3. Etwa 5 Minuten kochen lassen oder
   bis die Haferflocken matschig und
   cremig sind.

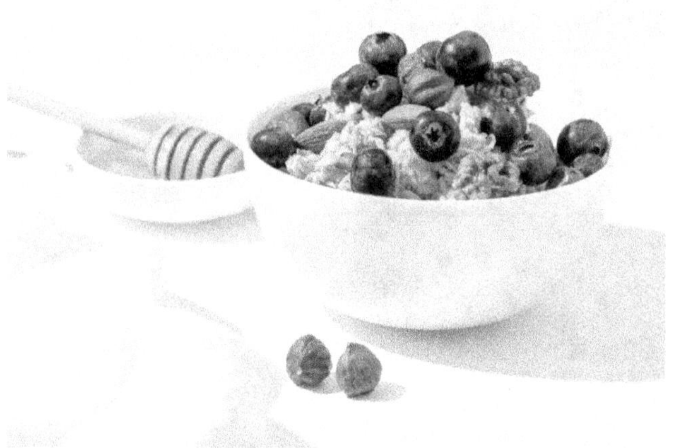

4. Die gekochten Haferflocken in einer
   Schüssel servieren.
5. Mit geschnittenen Bananen und
   gehackten Walnüssen belegen.
6. Honig darüber träufeln.

Kochzeit: 5–10 Minuten

Nährwert: Reich an Ballaststoffen, Proteinen, Vitaminen und Mineralien. Walnüsse liefern Omega-3-Fettsäuren. Bananen bieten Kalium und eine natürliche Süße.

Vollkornbrot mit Avocado und pochiertem Ei

Zutaten:

2 Scheiben Vollkornbrot

1 reife Avocado

2 Eier

Vorbereitung:

1. Vollkornbrotscheiben toasten.

2. Eine reife Avocado zerdrücken und über den Toast streuen.

3. Pochierte Eier zubereiten: Wasser in einem Topf auf niedriger Stufe köcheln lassen. Die Eier ins Wasser geben und etwa 3 Minuten köcheln lassen. Entfernen Sie es mit einem Schaumlöffel.

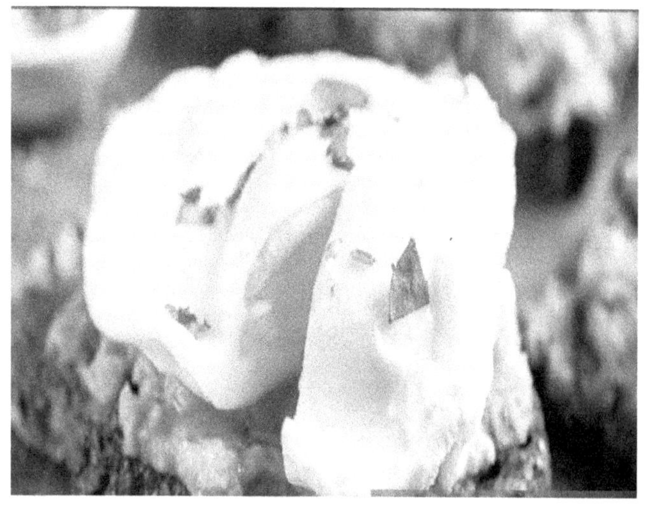

4. Die pochierten Eier auf den Avocado-Toast legen.

Kochzeit: 10–15 Minuten

Nährwert:

- Vollkornbrot liefert Ballaststoffe und Mineralien.
- Avocados liefern gesunde Fette und Vitamine.
- Eier liefern Eiweiß und wichtige Mineralstoffe.

Gemüse-Feta-Käse-Frittata mit einer Beilage Vollkorn-Toast.

Zutaten:

4 Eier

1 Tasse verschiedene Gemüsesorten (Paprika, Spinat und Tomaten)

Feta Käse

2 Vollkornbrot

Vorbereitung:

1. Die Eier in einer Schüssel verquirlen.

2. Gehacktes Gemüse in einer ofenfesten Pfanne anbraten, bis es weich ist.

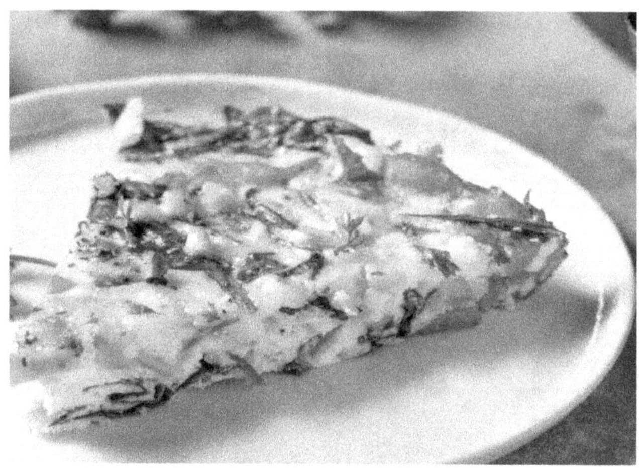

3. Die verquirlten Eier in die Pfanne über das Gemüse gießen.

4. Den Feta-Käse darüber streuen.

5. Stellen Sie die Pfanne in einen vorgeheizten Ofen und backen Sie sie bei 175 °C (350 °F) etwa 15–20 Minuten lang, bis die Frittata fest ist.

6. Mit Vollkornbrot servieren.

Kochzeit: 20–25 Minuten

Nährwert:

- HReich an Eiweiß, Vitaminen und Mineralstoffen aus Eiern und Gemüse. Feta-Käse liefert Kalzium und Geschmack.

Hüttenkäse gemischt mit gewürfelter Ananas und Mandeln

Zutaten:

1 Tasse Hüttenkäse

Gewürfelte Ananas (nach Wunsch)

Eine Handvoll Mandeln

Vorbereitung:

1. Gewürfelte Ananas unter den Hüttenkäse mischen.

2. Eine Handvoll Mandeln darüber geben.

3. Genießen

Nährwert:

- Hüttenkäse liefert Eiweiß und Kalzium.

- Ananas bietet Vitamine und natürliche Süße.

- Mandeln liefern nahrhafte Fette und Mineralien.

Rührei mit Spinat, Tomaten und Vollkornbrot

Zutaten:

4 Eier

eine Handvoll Spinatblätter

Gehackte Tomaten 1

2 Scheiben Vollkornbrot

Vorbereitung:

1. Die Eier in einer Schüssel verquirlen.

2. Spinat und Tomaten in einer Pfanne anbraten, bis sie zusammenfallen.

3. Die verquirlten Eier in die Pfanne geben und verrühren, bis alles fertig ist.

4. Mit Vollkornbrot servieren.

Kochzeit: 10-15 Minuten

Nährwert:

- Eier liefern Eiweiß und wichtige Mineralstoffe.

- Spinat und Tomaten liefern Vitamine und Antioxidantien.

- Vollkornbrot enthält Ballaststoffe und komplexe Kohlenhydrate.

Beeren-Bananen-Smoothie-Bowl

Zutaten:

1 Tasse gemischte Beeren (Erdbeeren, Blaubeeren, Himbeeren)

1 reife Banane

1/2 Tasse griechischer Joghurt

1 EL. Chiasamen

1/4 Tasse Müsli

Vorbereitung:

1. Mischen Sie gemischte Beeren, Bananen und griechischen Joghurt, bis eine glatte Masse entsteht.
2. Den Smoothie in eine Schüssel geben.
3. Mit Chiasamen und Müsli belegen.

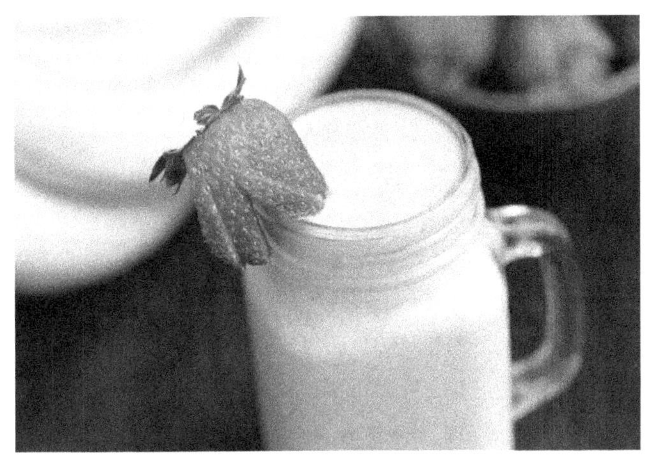

Nährwert:

- Reich an Antioxidantien, Ballaststoffen, Kalium und Probiotika.

Zubereitungszeit: 5 Minuten

Avocado-Toast mit Tomate

Zutaten:

2 Scheiben Vollkornbrot

1 reife Avocado

1 mittelgroße Tomate, geschnitten

Prise Salz und schwarzer Pfeffer

Optional: Zitronensaft, rote Pfefferflocken

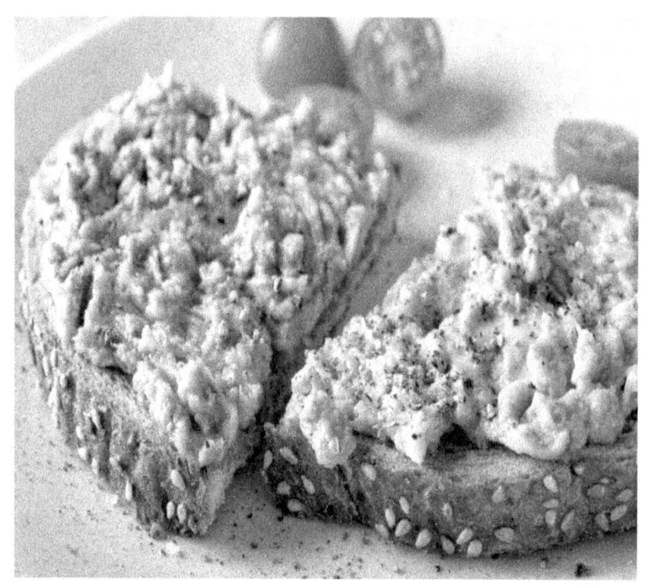

Vorbereitung:

1. Die Vollkornbrotstücke toasten.
2. Die Avocado zerdrücken und gleichmäßig auf den Toast verteilen.
3. Mit geschnittenen Tomaten belegen. Mit Salz und Pfeffer würzen.

4. Optional: Mit Zitronensaft beträufeln oder mit roten Paprikaflocken bestreuen.

Nährwert:

- Reich an gesunden Fetten, Ballaststoffen, Vitaminen und Mineralien.

Zubereitungszeit: 10 Minuten

Spinat-Feta-Omelett

Zutaten:

2 Eier

Eine Handvoll frischer Spinat

2 Esslöffel zerbröckelter Feta-Käse

Prise Salz und schwarzer Pfeffer

1 Teelöffel Olivenöl

Vorbereitung:

1. Eier in einer Schüssel verquirlen und mit Salz und Pfeffer würzen.

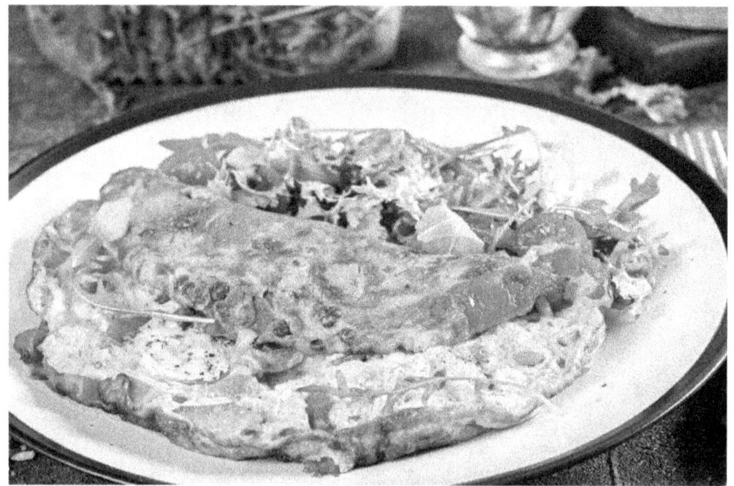

2. Olivenöl in einer Pfanne bei mittlerer Hitze erhitzen. Spinat hinzufügen und köcheln lassen, bis er zusammengefallen ist.

3. Die verquirlten Eier über den Spinat
   gießen und erhitzen, bis die Ränder
   fest werden.

4. Streuen Sie Feta-Käse über eine
   Hälfte des Omeletts, falten Sie es
   zusammen und kochen Sie es eine
   weitere Minute lang.

Nährwert:

- Reich an Eiweiß, Eisen, Kalzium und
  Vitaminen.

Zubereitungszeit: 10 Minuten

Perfekter griechischer Joghurt:

Zutaten:

1 Tasse griechischer Joghurt

1/4 Tasse Müsli

1/2 Tasse gemischte Beeren

½ gewürfelte Mango, Ananas oder Papaya

Spritzer Honig (optional)

Vorbereitung:

1. In ein Glas oder eine Schüssel griechischen Joghurt, Müsli und gemischte Beeren schichten.

2. Mit Obst und Gemüse Ihrer Wahl belegen.

3. Nach Belieben mit Honig beträufeln.

Nährwert:

- Reich an Proteinen, Probiotika, Antioxidantien und Ballaststoffen.

Zubereitungszeit: 5 Minuten

Bananen-Mandel-Butter-Toast

Zutaten:

2 Scheiben Vollkornbrot

2 Teelöffel Mandelbutter

1 reife Banane, in Scheiben geschnitten

Spritzer Honig (optional)

Vorbereitung:

1. Die Vollkornbrotstücke toasten.
2. Jede Scheibe mit Mandelbutter bestreichen.
3. Mit geschnittenen Bananen belegen und nach Belieben mit Honig beträufeln.

Nährwert:

- Reich an gesunden Fetten, Kalium, Ballaststoffen und Proteinen.

Zubereitungszeit: 5 Minuten

Frühstücks-Wrap mit Gemüse und Käse

Zutaten:

1 Vollkorn-Tortilla

2 Eier, Rührei

Eine Handvoll Spinat

1/4 Tasse gehackte Paprika

2 Esslöffel geriebener Käse

Optional: Salsa oder Avocadoscheiben

Vorbereitung:

1. Rührei in einer Pfanne kochen und beiseite stellen.
2. Die Tortilla erwärmen.
3. Spinat, Rührei, Paprika und geriebenen Käse auf die Tortilla schichten.

4. Rollen Sie es zu einem Wrap. Nach Belieben mit Salsa oder Avocadoscheiben servieren.

Nährwert:

- Reich an Proteinen, Ballaststoffen, Vitaminen und Mineralstoffen.

Zubereitungszeit: 10 Minuten

Blaubeer-Walnuss-Overnight-Oat

sZutaten:

1/2 Tasse Haferflocken

1/2 Tasse Mandelmilch (oder Milch einer anderen Wahl)

1/4 Tasse Blaubeeren

2 Teelöffel gehackte Walnüsse

1 Esslöffel Honig oder Ahornsirup
(optional)

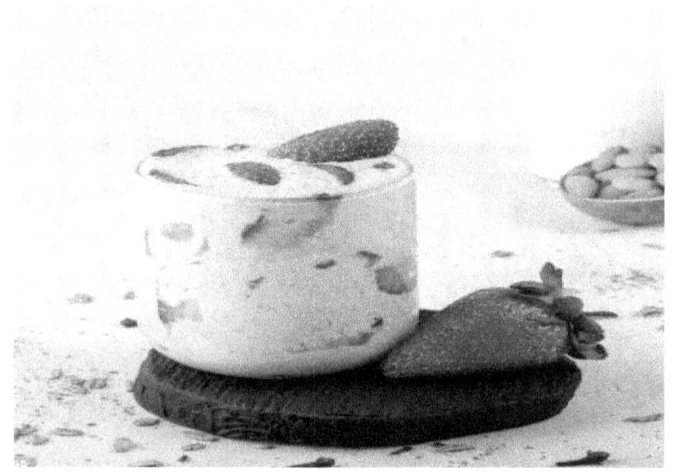

Vorbereitung:

1. In einem Glas oder einer Schüssel
   Haferflocken, Mandelmilch,
   Blaubeeren und gehackte Walnüsse
   vermischen.

2. Nach Belieben mit Honig oder
   Ahornsirup süßen.

3. Über Nacht in den Kühlschrank stellen, damit sich die Aromen vermischen.

Nährwert:

- Reich an Antioxidantien, Omega-3-Fettsäuren, Vitaminen und Ballaststoffen,

Zubereitungszeit: 5 Minuten + Abkühlzeit

Erdnussbutter-Bananen-Smoothie

Zutaten:

1 reife Banane

2 EL. Erdnussbutter

1 Tasse Mandelmilch (oder Milch Ihrer Wahl)

Eine Handvoll Spinat (optional)

Eiswürfel (optional)

Vorbereitung:

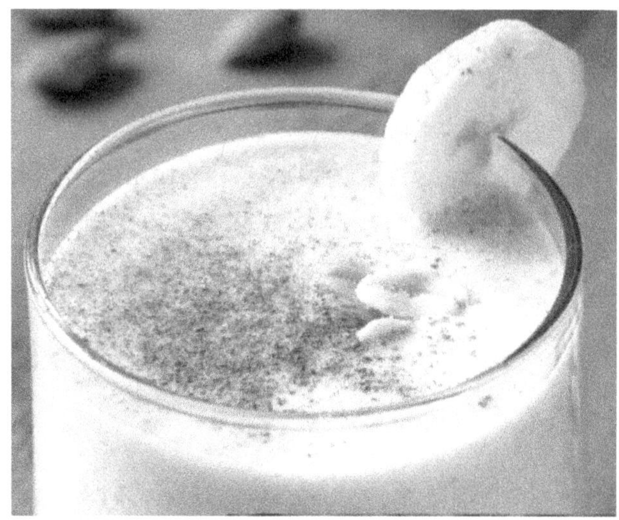

1. Banane, Erdnussbutter, Mandelmilch und Spinat (falls verwendet) glatt rühren.

2. Bei Bedarf Eiswürfel hinzufügen und mixen, um eine dickere Konsistenz zu erhalten. Und genieße

Nährwert:

- Gute Quelle für Protein, Kalium, gesunde Fette und Vitamine.

Zubereitungszeit: 5 Minuten

Apfel-Zimt-Quinoa-Frühstückssc hüssel

Zutaten:

1/2 Tasse gekochte Quinoa

1 kleiner Apfel, gewürfelt

1 Esslöffel gehackte Mandeln

Prise Zimt

Spritzer Honig (optional)

Vorbereitung:

1. In einer Schüssel gekochtes Quinoa, Apfelwürfel, gehackte Mandeln und Zimt vermischen.

2. Nach Belieben mit Honig beträufeln,
um es süßer zu machen.

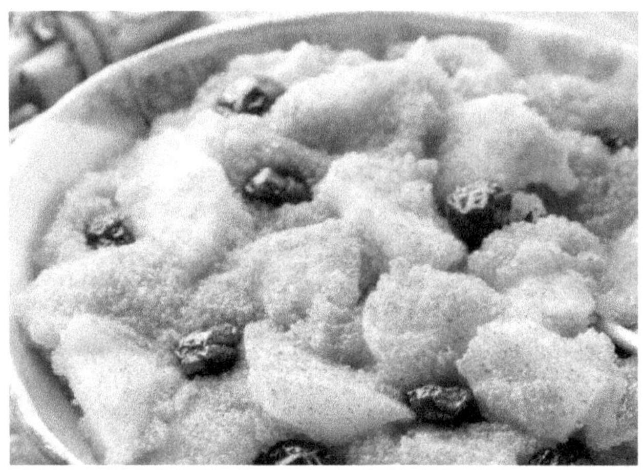

Nährwert:

- Reich an Ballaststoffen, Proteinen,
Antioxidantien und Vitaminen.

Zubereitungszeit: 10 Minuten

Startrezepte:

Truthahn-Avocado-Wrap mit Vollkorn-Tortilla und Karottenstiften

Zutaten:

1 Vollkorn-Tortilla

2 Unzen geschnittene Putenbrust

1/4 reife Avocado, in Scheiben geschnitten

1 EL. dijon Senf

1 Bund Blattspinat

1/4 Tasse gehackte rote Zwiebel

Eine Prise Salz und Pfeffer nach Geschmack

Karottenstifte (optional)

Vorbereitung:

1. Den Dijon-Senf gleichmäßig auf der Tortilla verteilen.

2. Die Putenscheiben, Avocadoscheiben, Spinatblätter und roten Zwiebeln darauf schichten.

3. Mit Salz und Pfeffer abschmecken.

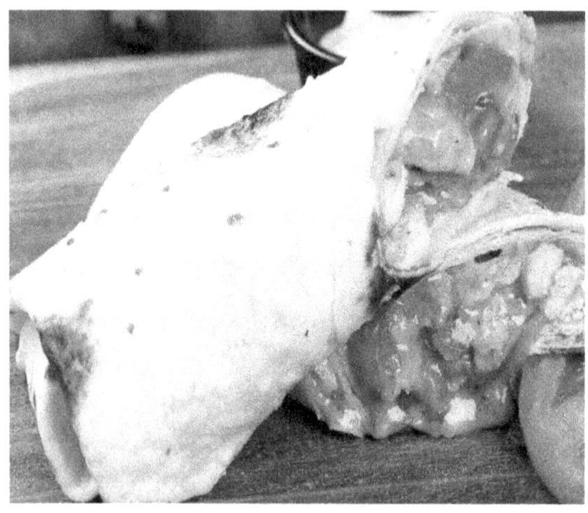

4. Rollen Sie die Tortilla fest auf und servieren Sie sie mit Karottenstiften für eine zusätzliche Portion Vitamine und Knusprigkeit.

Nährwert (pro Portion):

- Kalorien: 350-400
- Protein: 25-30 g
- Fett: 15–20 Gramm (hauptsächlich gesunde Fette aus Avocado)

- Kohlenhydrate: 40-50 Gramm

- Ballaststoffe: 5-10 Gramm

- Vitamine und Mineralstoffe: Gute Quelle für Vitamin B6, Eisen, Kalium und Ballaststoffe.

Kochzeit: 5 Minuten (Zusammenbau)

Hühnchen-Gemüse-Kebabs mit Couscous-Salat

Zutaten:

Für die Spieße:

Hähnchenbrust ohne Haut und Knochen (1 Pfund), in 2,5 cm große Würfel geschnitten

Eine rote Paprika (1), in Stücke geschnitten

Eine grüne Paprika, in Stücke geschnitten

Halbe rote Zwiebel, in Stücke schneiden

1/4 Tasse Olivenöl

Ein Teelöffel. getrockneter Oregano

1/2 TL Salz

1/4 TL schwarzer Pfeffer

Für den Couscous-Salat:

1 Tasse Couscous

1 Tasse kochendes Wasser

1/4 Tasse gehackte Gurke

1/4 Tasse gehackte Tomate

1/4 Tasse gehackte Petersilie

1 EL. Zitronensaft

1 EL. Olivenöl

Salz und Pfeffer nach Geschmack

Vorbereitung:

1. Den Grill auf mittlere bis hohe Hitze vorheizen.

2. Die Hähnchenwürfel in Olivenöl, Oregano, Salz und Pfeffer mindestens 30 Minuten marinieren.

3. Hähnchenwürfel,   Paprika   und
   Zwiebeln auf Spieße stecken.

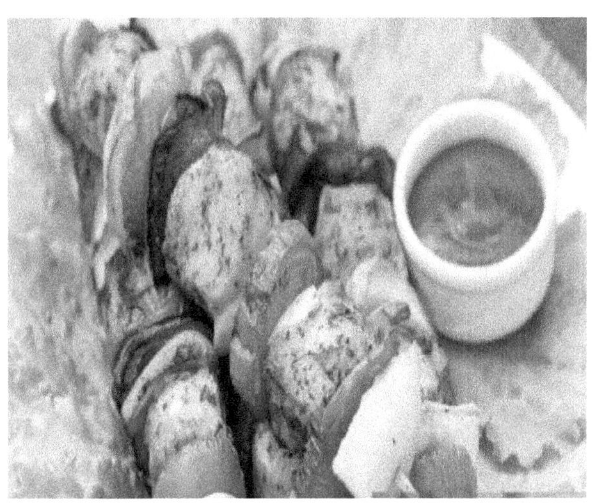

4. Grillen Sie die Kebabs 8–10 Minuten
   pro Seite oder bis sie gar sind.

5. Während die Spieße grillen, bereiten
   Sie den Couscous-Salat zu. Couscous
   mit kochendem Wasser vermischen
   und 5 Minuten ziehen lassen. Mit
   einer Gabel auflockern.

6. Gurke, Tomate, Petersilie, Zitronensaft, Olivenöl, Salz und Pfeffer untermischen.

7. Servieren Sie Kebabs mit Couscous-Salat für ein leckeres und ausgewogenes Abendessen.

Nährwert (pro Portion):

- Kalorien: 400-450

- Protein: 30-35 Gramm

- Fett: 15-20 Gramm

- Kohlenhydrate: 45-50 Gramm

- Ballaststoffe: 5-10 Gramm

- Vitamine und Mineralien: Gute Quelle für Protein, Vitamin C und Kalium.

Kochzeit: 20–25 Minuten (einschließlich Grillen)

Vollkorn-Pita-Taschen, gefüllt mit Hummus, gegrilltem Gemüse und Feta-Käse

Zutaten:

2 Vollkorn-Pita-Taschen

1/2 Tasse Hummus

1/2 Tasse gegrilltes Gemüse (Zucchini, Aubergine, Paprika, Pilze sind wunderbare Möglichkeiten)

1/4 Tasse zerbröckelter Feta-Käse

Frische Kräuter (optional)

Vorbereitung:

1. Grillen oder braten Sie das Gemüse Ihrer Wahl, bis es gar und leicht gebräunt ist.

2. Die Pitataschen nach Packungsanleitung leicht erwärmen.

3. Hummus gleichmäßig in jeder Tasche verteilen.

4. Mit gegrilltem Gemüse, Feta-Käse und frischen Kräutern belegen (optional).

5. Genießen Sie diese leckeren und nährstoffreichen Taschen!

Nährwert (pro Portion):

- Kalorien: 300-350
- Protein: 15-20 Gramm
- Fett: 10-15 Gramm (hauptsächlich gute Fette aus Hummus)
- Kohlenhydrate: 40-45 Gramm
- Ballaststoffe: 5-10 Gramm
- Vitamine und Mineralien: Gute Quelle für Protein, Ballaststoffe, Eisen und Kalzium.

Kochzeit: 10–15 Minuten (einschließlich Grillen/Kochen von Gemüse)

Spinat-Kichererbsen-Salat mit Zitronen-Tahini-Dressing:

Zutaten:

4 Tassen Babyspinat

1 Dose (15 oz) Kichererbsen abgespült und abgetropft

1/2 Tasse zerbröselter Feta-Käse

1/2 Tasse gehackte Gurke

1/4 Tasse gehackte rote Zwiebel (optional)

1/4 Tasse gehackte frische Petersilie

Für das Dressing:

2 EL. Tahini

2 EL. Zitronensaft

1 EL Olivenöl

1 Knoblauchzehe, gehackt

1/4 Tasse Wasser

Salz und Pfeffer nach Geschmack

Vorbereitung:

1. In einer großen Schüssel Spinat,
   Kichererbsen, Feta-Käse, Gurke, rote
   Zwiebel (falls verwendet) und
   Petersilie vermischen.

2. Für das Dressing Tahini, Zitronensaft,
   Olivenöl, Knoblauch, Wasser, Salz
   und Pfeffer in einer kleinen Schüssel
   glatt rühren.

3. Das Dressing über den Salat geben
   und vermischen.

4. Genießen Sie diesen erfrischenden
   und proteinreichen Salat als komplette
   Mahlzeit oder Mittagessen.

Nährwert (pro Portion):

- Kalorien: 350-400

- Protein: 15-20 Gramm

- Fett: 10-15 Gramm (hauptsächlich gute Fette aus Tahini)

- Kohlenhydrate: 35-40 Gramm

- Ballaststoffe: 5-10 Gramm

- Vitamine und Mineralien: Gute Quelle für Protein, Eisen, Vitamin C und Kalzium.

Kochzeit: 10-15 Minuten (Zusammenbau)

Mit Quinoa und schwarzen Bohnen gefüllte Paprikaschoten mit gemischtem Grün als Beilage

Zutaten:

Zwei große Paprika (rot, gelb oder orange)

1 Tasse gekochte Quinoa

Abgespült und abgetropft. Eine Dose (15 oz) schwarze Bohnen

1/2 Tasse gehackter Mais

1/4 Tasse gehackte rote Zwiebel

1/4 Tasse gehackter frischer Koriander

1 EL. Olivenöl

1 TL Chilipulver

1/2 TL Kreuzkümmel

Salz und Pfeffer nach Geschmack

Gemischter grüner Salat (optional)

Vorbereitung:

1. Backofen auf 375°F (190°C) vorheizen.

2. Die Paprika halbieren und Kerne und Häutchen entfernen.

3. In einer großen Schüssel gekochtes Quinoa, schwarze Bohnen, Mais, rote Zwiebeln, Koriander, Olivenöl,

Chilipulver, Kreuzkümmel, Salz und Pfeffer hinzufügen.

4. Die Paprikahälften mit der Quinoa-Mischung füllen.

5. Legen Sie die Paprika auf eine Backform und backen Sie sie 20–25 Minuten lang oder bis sie durchgewärmt und weich sind.

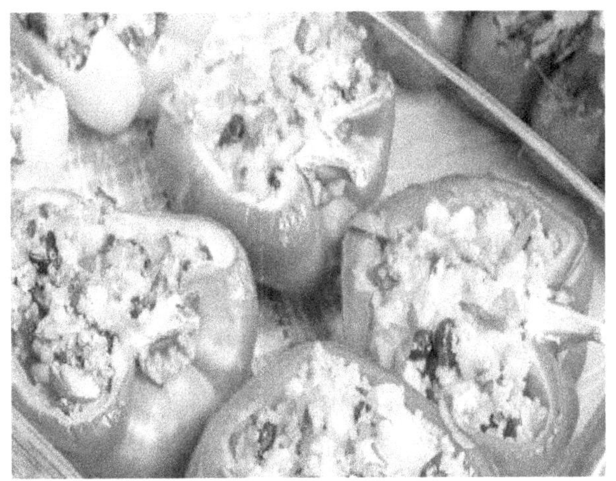

6. Servieren Sie die gefüllten Paprikaschoten mit einem gemischten grünen Salat als Beilage für ein

komplettes und nahrhaftes Abendessen.

Nährwert (pro Portion):

- Kalorien: 400-450

- Protein: 20-25 Gramm

- Fett: 15–20 Gramm (hauptsächlich gute Fette aus schwarzen Bohnen)

- Kohlenhydrate: 45–50 Gramm Ballaststoffe: 10–15 Gramm

- Vitamine und Mineralien: Gute Quelle für Protein, Ballaststoffe, Eisen, Vitamin C und Kalium.

Kochzeit: 35–40 Minuten (einschließlich Backen)

Quinoa und Gemüse-Buddha-Bowl

Zutaten:

1 Tasse gekochte Quinoa

Eine Tasse verschiedenes Gemüse wie Brokkoli, Karotten und Paprika

2 Teelöffel Olivenöl

Zwei gehackte Knoblauchzehen

1 Esslöffel natriumarme Sojasauce. Mit Salz und Pfeffer vermischen.

Topping mit Sesamkörnern (optional)

Vorbereitung:

1. Olivenöl in einer Pfanne erhitzen, gehackten Knoblauch hinzufügen und 30 Sekunden anbraten.

2. Das gemischte Gemüse hinzufügen und kochen, bis es weich und dennoch knusprig ist.

3. Gekochte Quinoa, Sojasauce, Salz und Pfeffer hinzufügen. Umrühren und 2-3 Minuten kochen lassen.

4. Nach Belieben mit Sesamkörnern garnieren.

Nährwert:

- Reich an Proteinen, Ballaststoffen, Vitaminen und Antioxidantien.

Kochzeit: 15 Minuten

Gegrillter Hühnersalat mit Zitrusdressing

Zutaten:

1 Hähnchenbrust ohne Knochen und Haut

4 Tassen gemischter Salat

1 Orange (segmentiert)

1/4 Tasse gehobelte Mandeln

Für die Salatsoße:

1 Esslöffel Olebt Öl

1 Esslöffel Zitronensaft

1 Teelöffel Honig,

etwas Salz und Pfeffer

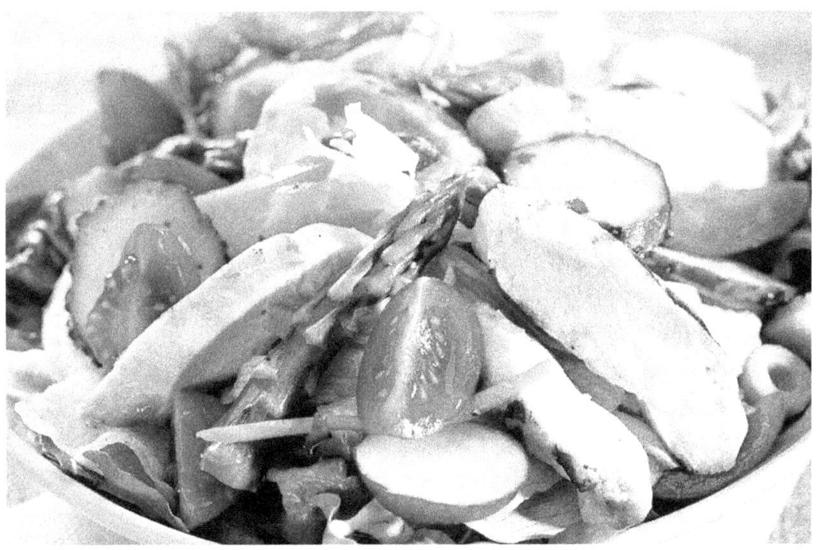

Vorbereitung:

1. Hähnchenbrust mit Salz und Pfeffer würzen; grillen, bis alles durchgegart ist; dann in Scheiben schneiden.

2. Mischen Sie in einer Schüssel den gemischten Salat mit Orangenstücken und gehobelten Mandeln.

3. Für das Dressing Olivenöl, Zitronensaft, Honig, Salz und Pfeffer verrühren.

4. Das Dressing über den Salat träufeln und mit den gekochten Hähnchenscheiben belegen.

Nährwert:

- Reich an Eiweiß, guten Fetten, Vitamin C und Antioxidantien. Kochzeit: 20 Minuten

Lachs- und Spargelfolienpakete

Zutaten:

2 Lachsfilets

1 Bund Spargelstangen

1 Esslöffel Olivenöl

Zwei gehackte Knoblauchzehen

1 Zitrone (in Scheiben geschnitten) Mit Salz und Pfeffer vermischen.

Vorbereitung:

1. Heizen Sie den Ofen auf 400 °F (200 °C) vor.

2. Legen Sie jedes Lachsfilet auf ein Stück Folie und verteilen Sie den Spargel darum.

3. Olivenöl über Fisch und Spargel träufeln; gehackten Knoblauch, Salz und Pfeffer hinzufügen.

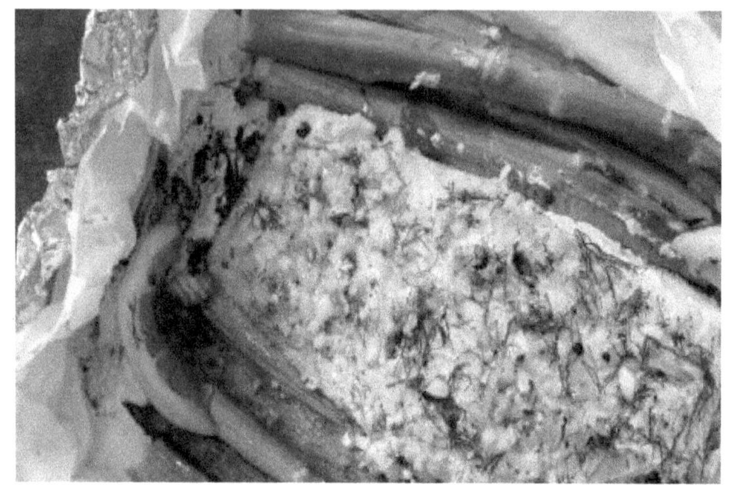

4. Zitronenscheiben über den Fisch legen, die Folienverpackungen fest verschließen und 15–20 Minuten backen.

Nährwert:

• Reich an Omega-3-Fettsäuren, Proteinen, Vitaminen und Mineralien.

Kochzeit: 20 Minuten

Tomaten-Basilikum-Suppe mit Vollkornbrot

Zutaten:

4 große Tomaten (gehackt)

1 Zwiebel (gewürfelt)

Zwei gehackte Knoblauchzehen

4 Tassen Gemüsebrühe

1/4 Tasse frische Basilikumblätter. Mit Salz und Pfeffer vermischen.

Vollkornbrot (zum Servieren)

Vorbereitung:

1. Zwiebel und Knoblauch in einem Topf glasig dünsten.

2. Gehackte Tomaten, Gemüsebrühe, Salz und Pfeffer hinzufügen. 15–20 Minuten köcheln lassen.

3. Die Suppe glatt rühren, frische Basilikumblätter hinzufügen und weitere 5 Minuten kochen lassen.

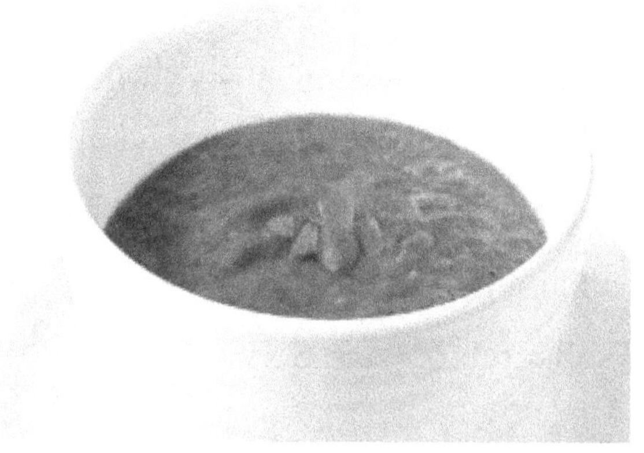

4. Mit Vollkornbrotscheiben servieren.

Nährwert:

- Reich an Antioxidantien, Vitaminen und Ballaststoffen.

Kochzeit: 30 Minuten

Kichererbsen-Spinat-Curry

Zutaten:

Eine Dose Kichererbsen (abgetropft und abgespült)

Zwei Tassen frische Spinatblätter

1 Zwiebel (fein gewürfelt)

2 Knoblauchzehen (gehackt)

Ein Esslöffel Currypulver

1 Dose gewürfelte Tomaten

1 Tasse Gemüsebrühe

Zwei Teelöffel Olivenöl Salz und Pfeffer nach Geschmack.

Vorbereitung:

1. Olivenöl in einer Pfanne erhitzen und Zwiebel und Knoblauch darin goldbraun anbraten.

2. Currypulver, Tomatenwürfel, Gemüsebrühe und Kichererbsen hinzufügen und 10–15 Minuten köcheln lassen.

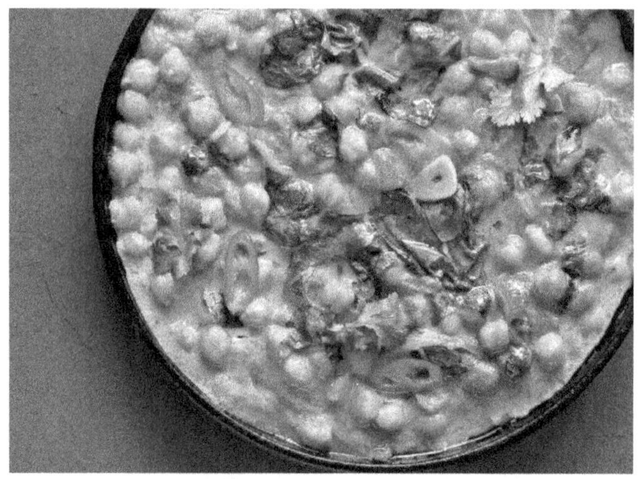

3. Frischen Spinat hinzufügen und rühren, bis er zusammengefallen ist. Mit Salz und Pfeffer würzen.

4. Mit braunem Reis oder Vollkorntoast servieren.

Nährwert:

- RIch bin reich an Ballaststoffen, Proteinen, Eisen und Vitaminen. Kochzeit: 25 Minuten

Tofu-Pfanne mit braunem Reis

Zutaten:

Ein Block fester Tofu (gepresst und gewürfelt)

Zwei Tassen gemischtes Gemüse (Paprika, Brokkoli, Erbsen)

Drei Esslöffel Sojasauce (natriumarm)

2 Teelöffel Sesamöl

2 Tassen gekochter brauner Reis

Vorbereitung:

1. Sesamöl in einer Pfanne erhitzen, Tofuwürfel hinzufügen und leicht bräunen lassen.

2. Mischgemüse und Sojasauce hinzufügen und 5–7 Minuten unter Rühren anbraten.

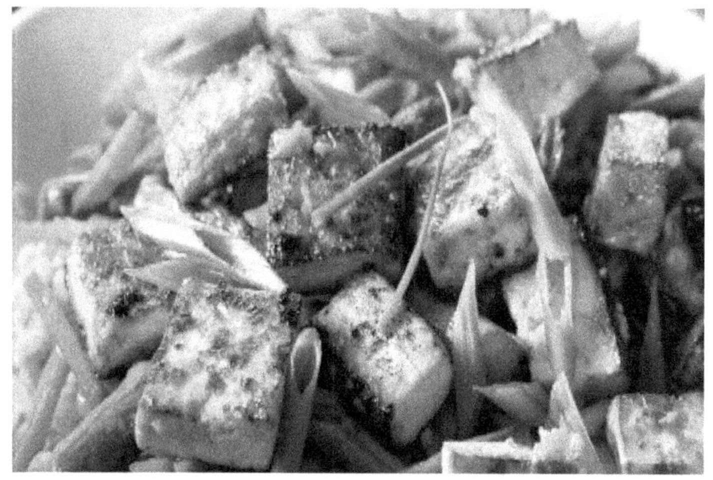

3. Tofu und Gemüse über gekochtem Naturreis servieren.

Nährwert:

- HReich an pflanzlichem Eiweiß, Ballaststoffen und lebenswichtigen Elementen.

Kochzeit: 20 Minuten

Vollkornnudeln mit Pesto und Kirschtomaten

Zutaten:

2 Tassen Vollkornnudeln (gekocht)

1 Tasse Kirschtomaten (halbiert)

1/4 Tasse Pinienkerne

1 Tasse frische Basilikumblätter

2 Knoblauchzehen

1/4 Tasse geriebener Parmesankäse

3 Teelöffel Olivenöl

Salz und Pfeffer nach Geschmack.

Vorbereitung:

1. In einem Mixer Basilikumblätter, Knoblauch, Pinienkerne, Parmesan

und Olivenöl vermischen. Alles glatt
rühren.

2. Gekochte Nudeln mit Pestosauce und
Kirschtomaten vermischen.

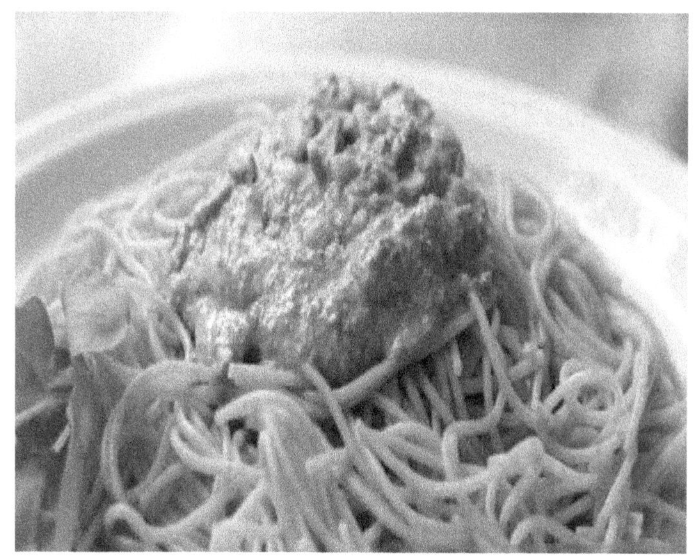

3. Mit Salz und Pfeffer würzen.

Nährwert:

- Reich an Ballaststoffen, gesunden
Fetten, Vitaminen und Mineralien.

Kochzeit: 15 Minuten

Gegrillte Garnelenspieße mit braunem Reis und sautiertem Spinat

Zutaten:

12 große Garnelen, geschält und entdarmt

1 EL Olivenöl

1/2 TL Paprika

1/4 TL Knoblauchpulver

Salz und Pfeffer nach Geschmack

1 Tasse gekochter brauner Reis

4 Tassen frischer Spinat

1 EL. Olivenöl

1/2 Knoblauchzehe, gehackt

Salz und Pfeffer nach Geschmack

Vorbereitung:

1. Den Grill auf mittlere bis hohe Hitze vorheizen.

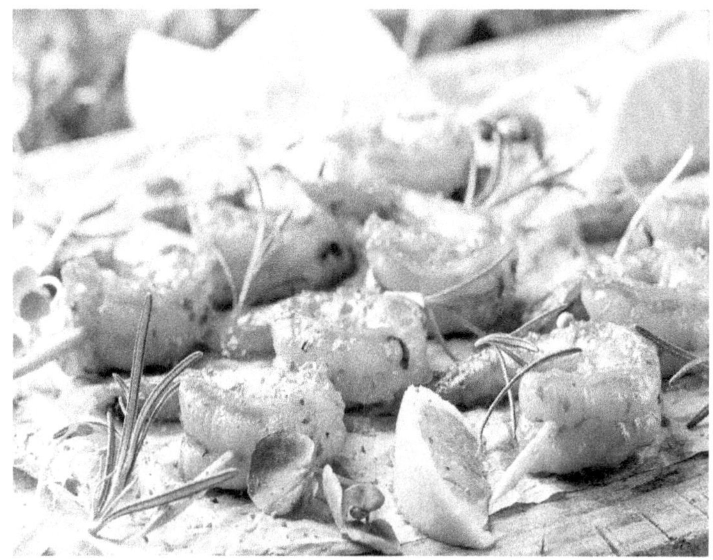

2. Garnelen mit Olivenöl, Paprika, Knoblauchpulver, Salz und Pfeffer vermengen. Auf Spieße stecken.

3. Grillen Sie die Garnelen auf jeder Seite 3–4 Minuten lang oder bis sie gar und rosa sind.

4. Während die Garnelen garen,
   Olivenöl in einer Pfanne bei mittlerer
   Hitze erhitzen. Knoblauch dazugeben
   und 30 Sekunden anbraten.
5. Spinat hinzufügen und köcheln lassen,
   bis er zusammenfällt und weich ist.
   Mit Salz und Pfeffer würzen.
6. Garnelenspieße über braunem Reis
   mit sautiertem Spinat servieren.

Nährwert (pro Portion):

- Kalorien: 400-450
- Protein: 30-35 Gramm
- Fett: 15–20 Gramm (hauptsächlich gute Fette aus Garnelen)
- Kohlenhydrate: 40-45 Gramm
- Ballaststoffe: 5-10 Gramm

- Vitamine und Mineralien: Gute Quelle für Protein, Eisen, Vitamin C und Ballaststoffe.

Kochzeit: 15–20 Minuten

Gegrillte Putenburger mit einer Beilage aus gemischtem Gemüse

Zutaten:

Ein Pfund gemahlener Truthahn (90 % mager oder mehr)

1/2 Tasse Semmelbrösel

1/4 Tasse gehackte Zwiebel

1/4 Tasse gehackte rote Paprika

1 EL. Olivenöl

1 TL Dijon-Senf

1/2 TL getrockneter Oregano

Salz und Pfeffer nach Geschmack

Gemischtes Gemüse (gegrillt, geröstet oder gedünstet)

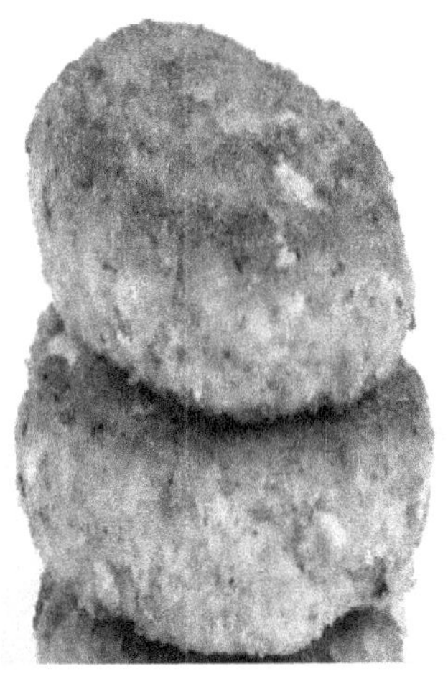

Vorbereitung:

1. Den Grill auf mittlere bis hohe Hitze vorheizen.

2. Putenhackfleisch, Semmelbrösel, Zwiebeln, Paprika, Olivenöl, Dijon-Senf, Oregano, Salz und Pfeffer in einer Schüssel vermischen.

Gründlich vermischen, um Pastetchen zu formen.

3. Grillen Sie die Burger 5–7 Minuten pro Seite oder bis sie gar sind.

4. Servieren Sie Burger mit Ihrem bevorzugten gegrillten, gerösteten oder gedünsteten gemischten Gemüse.

Nährwert (pro Portion):

- Kalorien: 400-450

- Protein: 35-40 Gramm

- Fett: 15-20 Gramm

- Kohlenhydrate: 30-35 Gramm

- Ballaststoffe: 5-10 Gramm

- Vitamine und Mineralien: Gute Quelle für Protein, Eisen, Vitamin A und Kalium.

Kochzeit: 20-25 Minuten

Putenfleischbällchen mit Marinara-Sauce, Vollkornspaghetti und Beilagensalat

Zutaten:

Ein Pfund gemahlener Truthahn (90 % mager oder mehr)

1/2 Tasse Semmelbrösel

1/4 Tasse gehackte Zwiebel

1/4 Tasse gehackter Sellerie

1/4 Tasse gehackte Karotte

1/2 TL getrocknetes Basilikum

1/2 TL getrocknete Petersilie

1/4 TL Knoblauchpulver

Salz und Pfeffer nach Geschmack

1 Glas (24 oz) Marinara-Sauce

8 Unzen Vollkornspaghetti

Salatgrün mit Ihrem Lieblingsdressing

Vorbereitung:

1. Backofen auf 375°F (190°C) vorheizen.

2. Putenhackfleisch, Semmelbrösel, Zwiebel, Sellerie, Karotte, Basilikum, Petersilie, Knoblauchpulver, Salz und Pfeffer in einer Schüssel vermischen. Gründlich vermischen und kleine Fleischbällchen formen.

3. Legen Sie die Fleischbällchen auf ein Backblech und backen Sie sie 15–20 Minuten lang oder bis sie gar sind.

4. Während die Fleischbällchen backen, bereiten Sie die Spaghetti nach Packungsanleitung zu.

5. Marinara-Sauce in einer Pfanne bei mittlerer Hitze erhitzen.

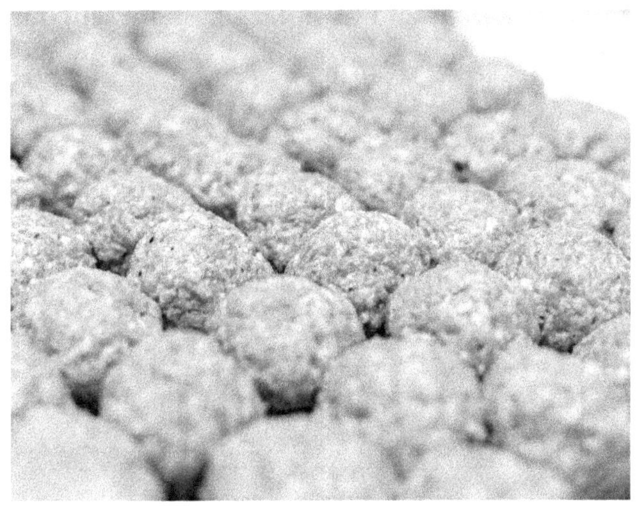

6. Servieren Sie die Fleischbällchen über Nudeln mit Marinara-Sauce und einem Beilagensalat.

Nährwert (pro Portion):

- Kalorien: 500-550
- Protein: 40-45 Gramm
- Fett: 15-20 Gramm

- Kohlenhydrate: 55-60 Gramm

- Ballaststoffe: 5-10 Gramm

- Vitamine und Mineralien: Gute Quelle für Protein, Eisen, Vitamin C und Ballaststoffe.

Kochzeit: 40-45 Minuten

Gegrillter Tilapia mit Spargel und Quinoa-Pilaw

Zutaten:

2 Tilapiafilets

1 EL. Olivenöl

1/2 TL getrockneter Thymian

Salz und Pfeffer nach Geschmack

1 Tasse Quinoa, abgespült

1 1/2 Tassen Gemüsebrühe

Ein Bund Spargel, geputzt und in 2,5 cm große Stücke geschnitten

1 Zitrone, in Spalten geschnitten

Vorbereitung:

1. Heizen Sie Ihren Grill auf mittlere bis hohe Hitze vor.

2. Tilapiafilets mit Olivenöl, Thymian, Salz und Pfeffer einreiben.

3. In einem Topf Quinoa und Gemüsebrühe vermischen. Zum Kochen bringen, dann die Hitze reduzieren, abdecken und 15 Minuten köcheln lassen, oder bis die Quinoa gar und locker ist.

4. Während Quinoa kocht, grillen Sie den Spargel 3–4 Minuten pro Seite oder bis er zart-knusprig ist.

5. Tilapia-Filets auf jeder Seite 4–5 Minuten grillen, bis sie gar und flockig sind.

6. Servieren Sie Tilapia über Quinoa-Pilaw mit Spargel und Zitronenspalten.

Nährwert (pro Portion):

- Kalorien: 400-450

- Protein: 30-35 Gramm

- Fett: 10-15 Gramm (hauptsächlich gesunde Fette aus Fisch)

- Kohlenhydrate: 45-50 Gramm

- Ballaststoffe: 5-10 Gramm

- Vitamine und Mineralien: Gute Quelle für Protein, Eisen, Vitamin C und Ballaststoffe.

Kochzeit: 20-25 Minuten

Gegrillte Fisch-Tacos mit Krautsalat, schwarzen Bohnen und gerösteten Süßkartoffeln

Zutaten:

Zwei weiße Fischfilets ohne Haut (Kabeljau, Mahi-Mahi oder Tilapia sind eine gute Wahl)

1 EL. Olivenöl

1/2 TL Chilipulver

1/4 TL Knoblauchpulver

Salz und Pfeffer nach Geschmack

4 kleine Maistortillas

1 Tasse geriebener Kohl

1/4 Tasse gehackte rote Zwiebel

1/4 Tasse gehackter Koriander

1 EL. Limettensaft

Abgespült und abgetropft. Eine (15 oz) Dose schwarze Bohnen

1 große Süßkartoffel, geschält und gewürfelt

1 EL. Olivenöl

1/2 TL Kreuzkümmel

1/4 TL geräuchertes Paprikapulver

Salz und Pfeffer nach Geschmack

Vorbereitung:

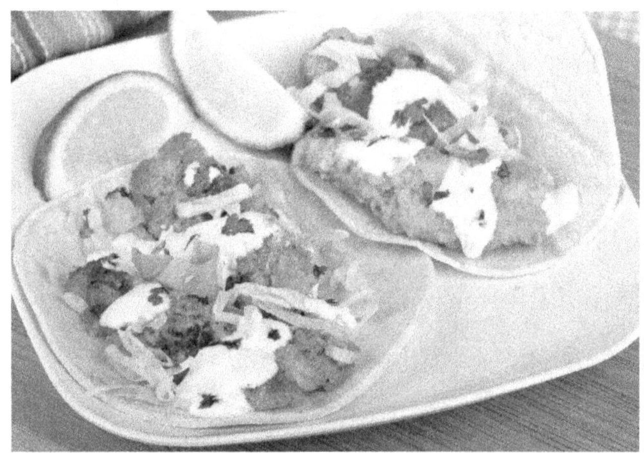

1. Den Grill auf mittlere bis hohe Hitze vorheizen.

2. Olivenöl, Chilipulver, Knoblauchpulver, Salz und Pfeffer in

einer Schüssel vermischen. Fischfilets mit der Mischung vermischen.

3. Fischfilets auf jeder Seite 4–5 Minuten grillen, bis sie gar und flockig sind.

4. Während der Fisch kocht, bereiten Sie Krautsalat zu, indem Sie Kohl, rote Zwiebeln, Koriander und Limettensaft in einer Schüssel vermischen.

5. Schwarze Bohnen mit 1 EL Olivenöl und Paprika vermischen.

6. Den Ofen auf 200 °C (400 °F) vorheizen. Die Süßkartoffelwürfel mit Olivenöl, Kreuzkümmel, geräuchertem Paprika, Salz und Pfeffer vermischen. Auf ein Backblech gießen und 20–25 Minuten rösten, bis es weich und goldbraun ist.

7. Tortillas nach Packungsanleitung erwärmen.

8. Stellen Sie Tacos zusammen, indem Sie Tortillas mit gegrilltem Fisch, Krautsalat, schwarzen Bohnen und gerösteten Süßkartoffeln füllen. Genießen!

Nährwert (pro Portion):

- Kalorien: 500-550
- Protein: 30-35 Gramm
- Fett: 15–20 Gramm (hauptsächlich gesunde Fette aus Fisch und Süßkartoffeln)
- Kohlenhydrate: 55-60 Gramm
- Ballaststoffe: 10-15 Gramm
- Vitamine und Mineralien: Gute Quelle für Protein, Eisen, Vitamin C und Ballaststoffe.

Kochzeit: 30-35 Minuten

Geröstete Gemüse-Quinoa-Schüssel

Zutaten:

1 Tasse Quinoa

2 Tassen gemischtes Gemüse (Zucchini, Paprika, Brokkoli);

3 Esslöffel Olivenöl

1 Teelöffel trockene Kräuter (z. B. Thymian oder Rosmarin).

Salz und Pfeffer nach Geschmack.

Vorbereitung:

1. Heizen Sie den Ofen auf 400 °F (200 °C) vor.

2. Quinoa nach Packungsanleitung kochen.

3. Auf einem Backblech gehacktes Gemüse mit Olivenöl, getrockneten Kräutern, Salz und Pfeffer vermischen

4. Das Gemüse 20–25 Minuten im Ofen rösten, bis es weich und leicht gebräunt ist.

5. Servieren Sie das geröstete Gemüse über gekochtem Quinoa.

Nährwert:

- Reich an Ballaststoffen, Vitaminen, Antioxidantien und pflanzlichem Protein.

Kochzeit: 30 Minuten

Gegrillte Hähnchenbrust mit Knoblauch-Kräutersauce

Zutaten:

Vier Hähnchenbrustfilets ohne Knochen und Haut

Vier Esslöffel Olivenöl

4 Knoblauchzehen, gehackt

2 Teelöffel gehackte frische Kräuter (Rosmarin, Thymian oder Basilikum)

Saft einer Zitrone

Salz und Pfeffer nach Geschmack.

Vorbereitung:

1. Erwärmen Sie Ihren Grill oder Ihre Grillpfanne bei mittlerer bis hoher Hitze.
2. Tragen Sie Salz und Papier auf die Hähnchenbrust auf.

3. In einer Schüssel Olivenöl, gehackten Knoblauch, frische Kräuter und Zitronensaft vermischen.

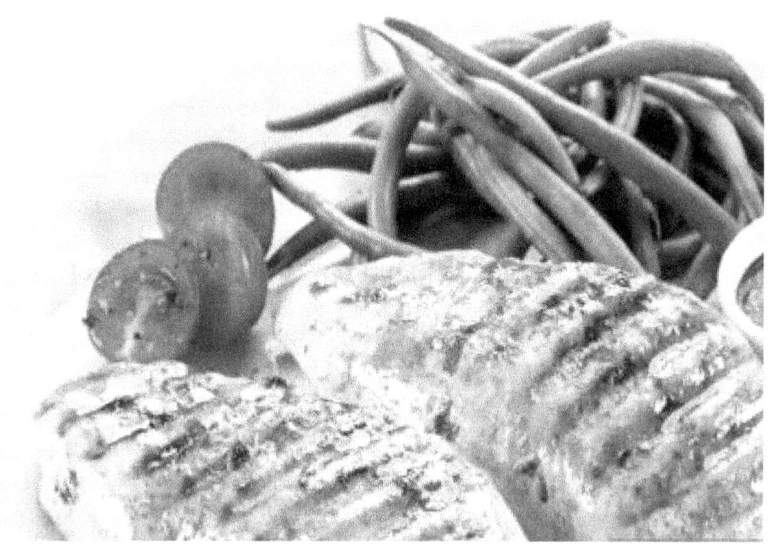

4. Das Hähnchen auf jeder Seite 6–8 Minuten grillen, bis es vollständig gar ist.

5. Vor dem Servieren Knoblauch-Kräuter-Sauce über das gegrillte Hähnchen träufeln.

Nährwert: Reich an Proteinen,

notwendigen Nährstoffen und gesunden Fetten.

Kochzeit: 15 Minuten

Pilz-Spinat-Pasta

Zutaten:

8 Unzen Vollkornnudeln

2 Tassen gehackte Pilze

3 Tassen frischer Spinat

3 Knoblauchzehen, gehackt

2 Esslöffel Olivenöl

1/4 Tasse geriebener Parmesankäse (optional)

Salz und Pfeffer nach Geschmack.

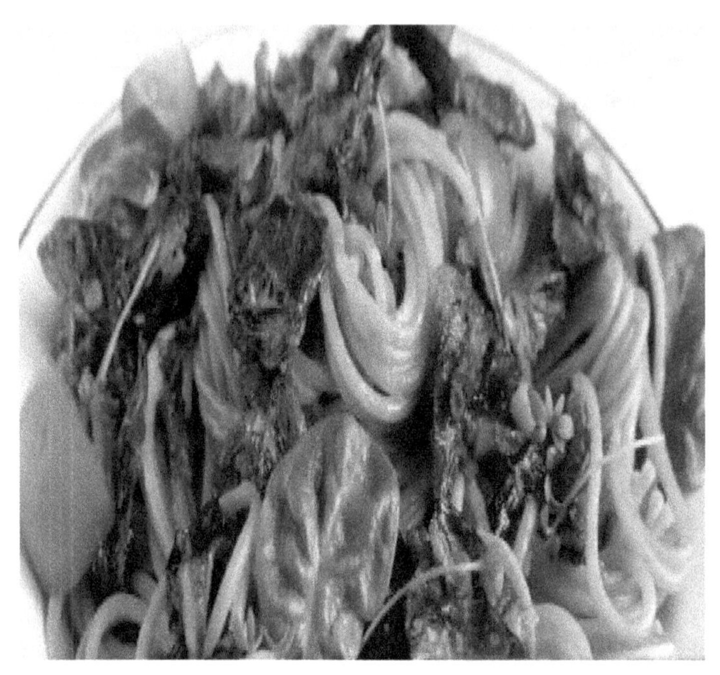

Vorbereitung:

1. Nudeln nach Packungsanleitung kochen.

2. In einer Pfanne das Olivenöl bei mittlerer Hitze erhitzen, gehackten Knoblauch hinzufügen und anbraten, bis es duftet.

3. In Scheiben geschnittene Pilze hinzufügen und köcheln lassen, bis sie ihre Feuchtigkeit verlieren.

4. Frischen Spinat unterrühren, bis er zusammengefallen ist.

5. Gekochte Nudeln mit der Pilz-Spinat-Mischung vermischen.

6. Mit Salz und Pfeffer würzen. Nach Belieben mit geriebenem Parmesankäse belegen.

Nährwert:

- Reich an Ballaststoffen, Vitaminen, Antioxidantien und optional Kalzium.

Kochzeit: 20 Minuten

In Kräutern gebratene Putenbrust

Zutaten:

1 Putenbrust (2–3 Pfund)

3 Esslöffel Olivenöl

2 Esslöffel trockene Kräuter (wie Rosmarin, Thymian oder Salbei)

Vier Knoblauchzehen, gehackt, Salz und Pfeffer abschmecken

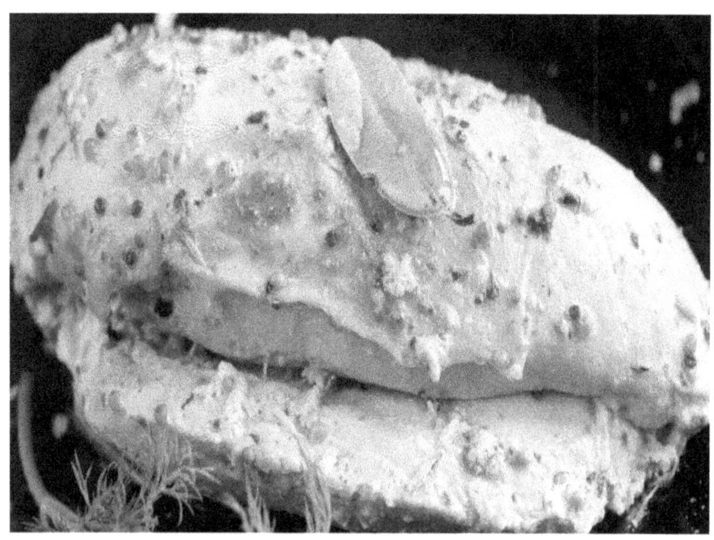

Vorbereitung:

1. Stellen Sie Ihren Backofen auf 375 °F (190 °C) ein.

2. In einer Schüssel Olivenöl, getrocknete Kräuter, gehackten Knoblauch, Salz und Pfeffer vermischen.

3. Die Putenbrust mit der Kräutermischung einreiben.

4. Legen Sie die Putenbrust auf eine Auflaufform und braten Sie sie 1 bis 1,5 Stunden lang, bis die Innentemperatur 74 °C (165 °F) erreicht.

Nährwert:

- Reich an magerem Protein, Vitaminen und Mineralien.

Kochzeit: 1 bis 2 Stunden

Vegetarischer Linseneintopf

Zutaten:

1 Tasse getrocknete grüne oder braune Linsen, gewaschen

4 Tassen Gemüsebrühe

1 Zwiebel, gewürfelt

2 Karotten, gehackt

2 Selleriestangen, gehackt

2 Knoblauchzehen, gehackt

1 Teelöffel getrockneter Thymian Salz und Pfeffer nach Geschmack

Vorbereitung:

1. In einem großen Topf gewürfelte Zwiebeln und gehackten Knoblauch anbraten, bis sie weich sind.

2. Gewürfelte Karotten, Sellerie, getrockneten Thymian und abgespülte Linsen hinzufügen. Gründlich rühren.

3. Gemüsebrühe angießen und zum Kochen bringen.

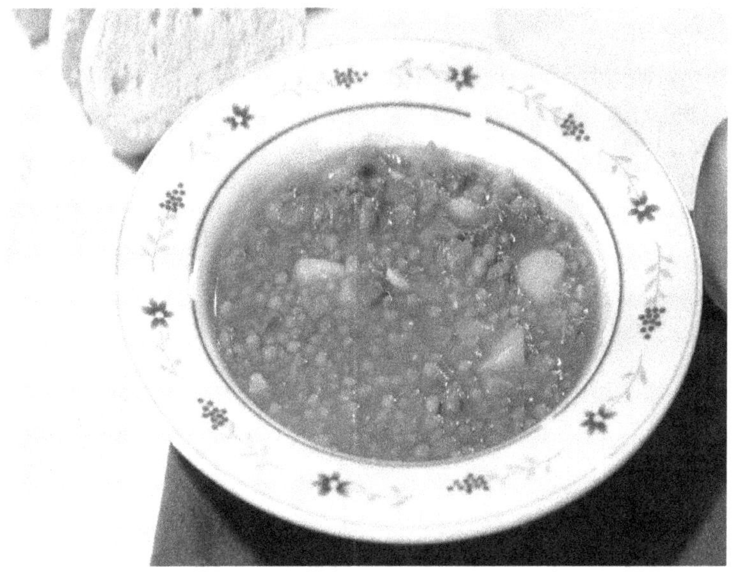

4. Hitze reduzieren, abdecken und 25–30 Minuten köcheln lassen, bis die Linsen gar sind.
5. Vor dem Servieren Salz und Pfeffer hinzufügen.

Nährwert:

- Reich an Ballaststoffen, pflanzlichem
  Protein, Vitaminen und Mineralien.

Kochzeit: 30-35 Minuten

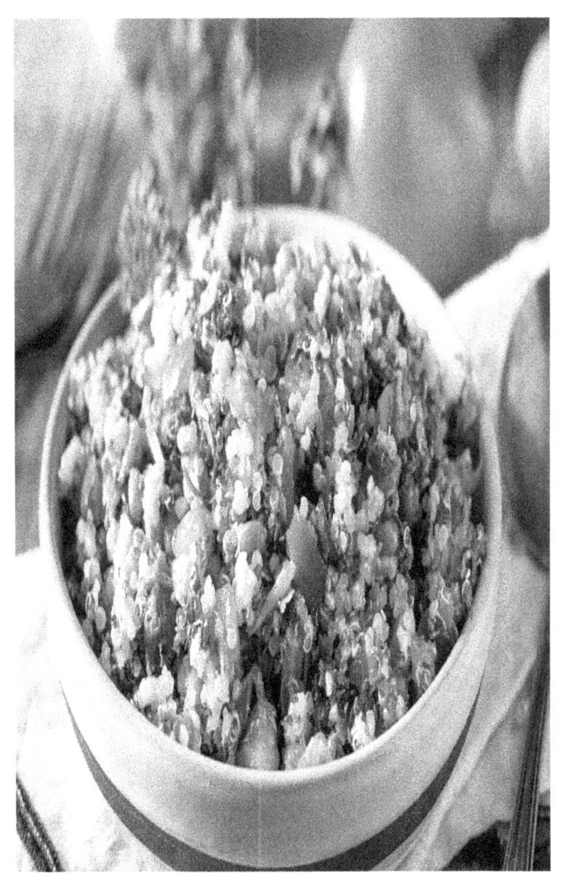

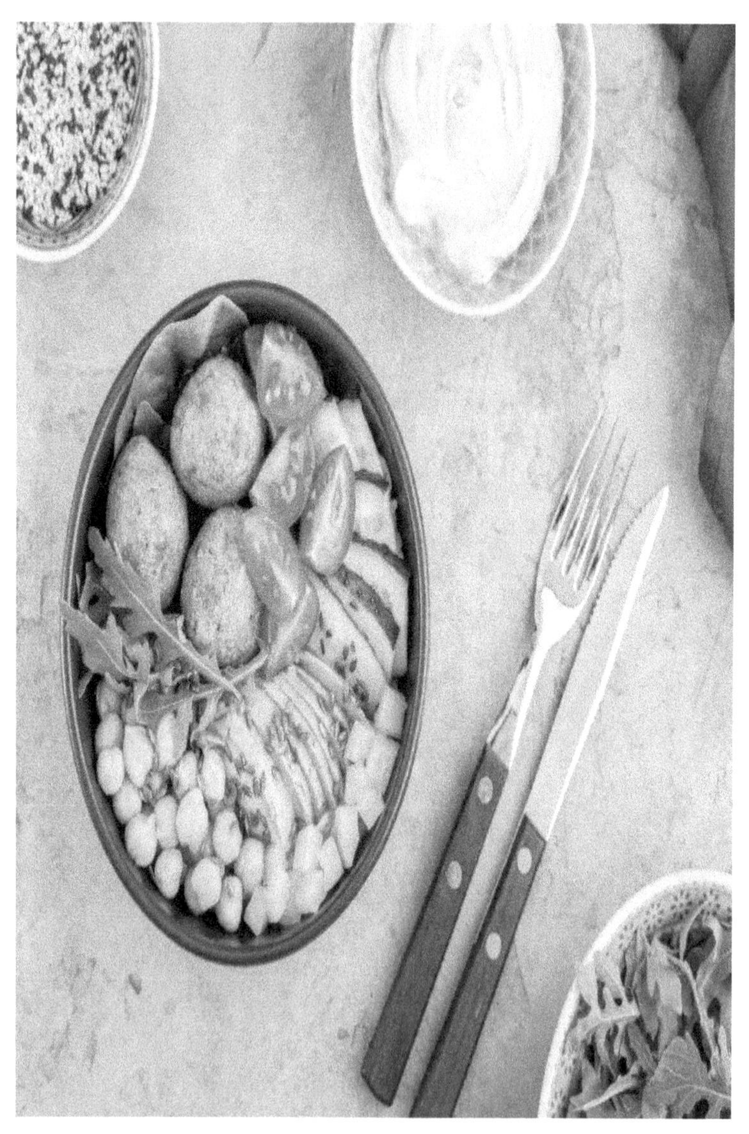

Grünkohl-Beeren-Smoothie

Zutaten:

Eine Tasse gemischte Beeren (Erdbeeren, Blaubeeren)

zwei Tassen Grünkohlblätter (Stiele entfernt)

1 Banane, reif

Eine Tasse Mandelmilch (oder eine andere Milch Ihrer Wahl)

1 Teelöffel Chiasamen

Vorbereitung:

1. In einem Mixer Grünkohl, gemischte Beeren, Banane und Mandelmilch glatt rühren.

2. Die Chiasamen dazugeben und noch ein paar Sekunden verrühren.

3. Sofort servieren.

Nährwert:

- Enthält eine hohe Konzentration an Antioxidantien, Vitamin C und K, Ballaststoffen und Omega-3-Fettsäuren.

Kurkuma – mit Knoblauch gerösteter Blumenkohl

Zutaten:

1 Blumenkohlkopf, in Röschen geschnitten

Zwei EL. Olivenöl

Zwei gehackte Knoblauchzehen

1 Esslöffel Kurkumapulver

Salz und Pfeffer nach Geschmack

Nach Belieben mit gehackter Petersilie garnieren

Vorbereitung:

1. Heizen Sie den Ofen auf 400 °F (200 °C) vor.

2. Blumenkohlröschen, Olivenöl, gehackten Knoblauch, Kurkuma, Salz und Pfeffer in einer Rührschüssel vermischen.

3. In einer einzigen Schicht auf ein Backblech legen.

4. Den Blumenkohl 20–25 Minuten rösten, bis er weich und goldbraun ist.

5. Nach Belieben mit gehackter Petersilie garnieren.

Nährwert:

- Reich an Antioxidantien, entzündungshemmenden

Verbindungen sowie den Vitaminen C und K.

Kochzeit: 25 Minuten

Lachs-Quinoa-Bowl mit Avocado

Zutaten:

2 Lachsfilets

Eine Tasse gekochte Quinoa

Eine reife Avocado, in Scheiben geschnitten

1 Tasse Babyspinatgrün

2 EL. Zitronensaft

Zwei Teelöffel Olivenöl

Salz und Pfeffer nach Geschmack

Vorbereitung:

1. Den Lachs salzen, pfeffern und mit Zitronensaft beträufeln.

2. Den Fisch grillen oder in der Pfanne braten, bis er gar ist.

3. Gekochte Quinoa, Babyspinat und geschnittene Avocado in einer Rührschüssel vermischen.

4. Mit gekochtem Lachs garnieren.

5. Mit Olivenöl, Zitronensaft, Salz und Pfeffer abschmecken.

Nährwert:

- Omega-3-Fettsäuren, Eiweiß, Ballaststoffe, Vitamine und gesunde Fette sind reichlich vorhanden.

Zubereitungszeit: 20 Minuten

Blaubeer-Walnuss-Salat

Zutaten:

4 Tassen gemischtes Gemüse (Spinat, Rucola usw.)

1 Tasse Blaubeeren, frisch

1/2 Tasse gehackte Walnüsse

Optional: 1/4 Tasse zerbröckelter Feta-Käse

Dressing: Balsamico-Vinaigrette

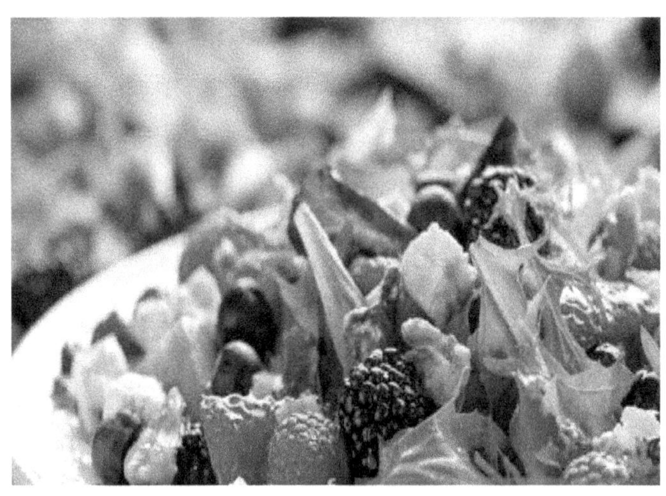

Vorbereitung:

1. Mischen Sie gemischtes Gemüse, Blaubeeren und gehackte Walnüsse in einer großen Rührschüssel.

2. Mit Balsamico-Vinaigrette anrichten.

3. Nach Belieben mit zerbröckeltem Feta-Käse belegen.

Nährwert:

- Vollgepackt mit Antioxidantien, Omega-3-Fettsäuren, Vitaminen und Mineralien.

Knoblauch-Ingwer-Edamame

Zutaten:

Zwei Tassen Edamame (gefroren oder frisch)

Zwei Knoblauchzehen, gehackt

ein TL. geriebener Ingwer

ein EL. Sesamöl

ein EL. natriumarme Sojasauce

Vorbereitung:

1. Gefrorenes Edamame nach Packungsanweisung kochen.

2. Erhitzen Sie Ihr Sesamöl in einer Pfanne bei mittlerer Hitze.

3. 30 Sekunden lang mit gehacktem Knoblauch und geriebenem Ingwer anbraten.

4. Das gekochte Edamame und die Sojasauce 2–3 Minuten unterrühren.

Nährwert:

- Reich an Proteinen, Ballaststoffen, Antioxidantien und entzündungshemmenden Substanzen.

Kochzeit: 5 Minuten.

Süßkartoffel-Kichererbsen-Curry

Zutaten:

2 mittelgroße gehackte Süßkartoffeln

eine Dose (15 oz) abgetropfte und gewaschene Kichererbsen

eine Dose (15 oz) Kokosmilch

eine fein gehackte Zwiebel

2 gehackte Knoblauchzehen

ein Teelöffel Currypulver

zwei Teelöffel Olivenöl

Salz und Pfeffer nach Geschmack

Vorbereitung:

1. Olivenöl in einem Topf erhitzen und Zwiebeln und Knoblauch darin anbraten, bis sie weich sind.

2. Süßkartoffeln, Kichererbsen, Currypulver, Salz und Pfeffer nach

Geschmack unterrühren. Gründlich rühren.

3. Die Kokosmilch hinzufügen und zum Kochen bringen.

4. Kochen, bis die Süßkartoffeln weich sind, etwa 15–20 Minuten.

Nährwert:

- Ballaststoffe, Vitamin A und C sowie Antioxidantien sind reichlich vorhanden.

Kochzeit: 25 Minuten

Mango-Avocado-Salsa mit gegrilltem Hähnchen

Zutaten:

2 Hähnchenbrustfilets ohne Haut und Knochen

Knochen

1 gewürfelte reife Mango

1 gewürfelte reife Avocado

1/4 Tasse fein gehackte rote Zwiebel

2 Teelöffel gehackter Koriander

1 Limettensaft

Mit Salz und Pfeffer abschmecken

Vorbereitung:

1. Die Hähnchenbrüste mit Salz und Pfeffer würzen und grillen, bis sie gar sind.

2. Gehackte Mango, Avocado, rote Zwiebel, Koriander und Limettensaft in einer Rührschüssel vermischen.

3. Mit mehr Salz und Pfeffer abschmecken.

4. Servieren Sie das gegrillte Hähnchen
mit der Mango-Avocado-Salsa.

Nährwert:

- Vitamine, gute Fette, Antioxidantien
und mageres Eiweiß sind reichlich
vorhanden.

Zubereitungszeit: 15 Minuten

Beilagen

Mit Knoblauch gerösteter Brokkoli

Zutaten:

4 Tassen Brokkoliröschen

2 EL. Olivenöl

3 gehackte Knoblauchzehen

Mit Salz und Pfeffer abschmecken

Vorbereitung:

1. Heizen Sie den Ofen auf 220 °C (425 °F) vor.

2. Die Brokkoliröschen mit Olivenöl, Knoblauch, Salz und Pfeffer vermischen.

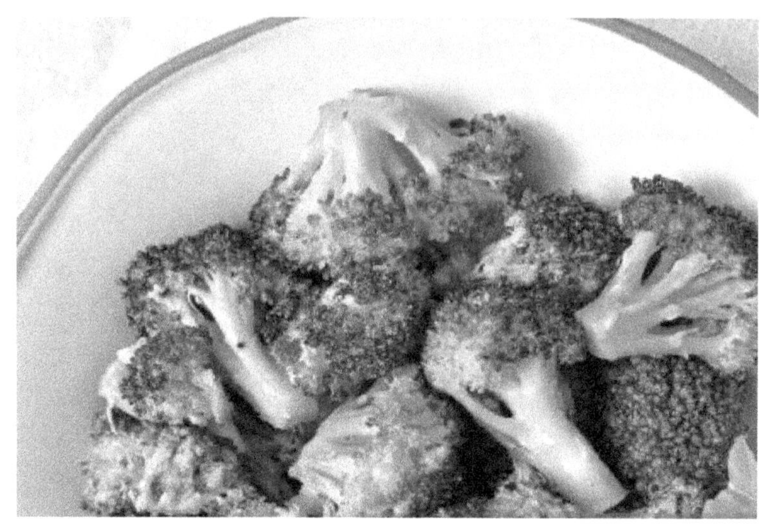

3. Legen Sie den Brokkoli in einer einzigen Schicht auf eine Backform.

4. 20–25 Minuten rösten, bis das Gemüse weich und leicht knusprig ist.

Nährwert:

- Ballaststoffe, Vitamin C und K sowie Antioxidantien sind reichlich vorhanden.

Zubereitungszeit: 20-25 Minuten

Quinoa-Pfanne mit Gemüse

Zutaten:

2 Tassen gemischtes Gemüse (Paprika, Erbsen, Karotten)

2 Teelöffel natriumarme Sojasauce

1 Teelöffel Olivenöl

1 Teelöffel Knoblauchhackfleisch

Optionale Beilage: Sesamkörner

Vorbereitung:

1. Bereiten Sie die Quinoa gemäß den Anweisungen in der Packung zu.

2. Olivenöl in einer Pfanne erhitzen, dann gehackten Knoblauch hinzufügen und kurz anbraten.

3. Das gemischte Gemüse einrühren und
   kochen, bis es weich ist.

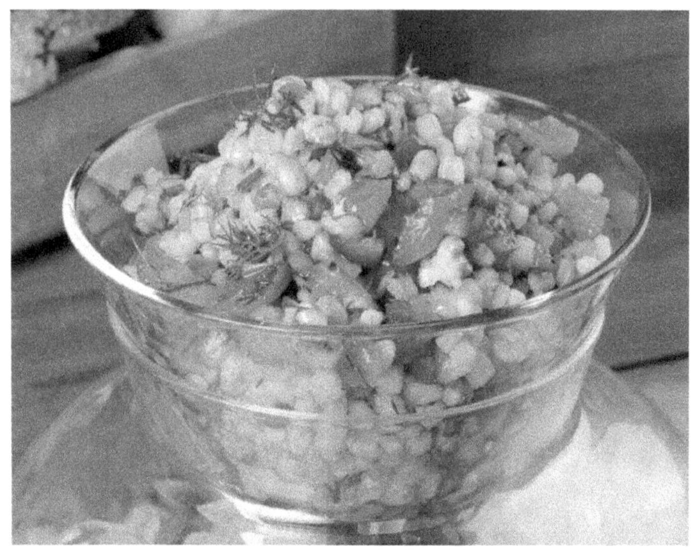

4. Den gekochten Quinoa und die
   Sojasauce unterrühren, bis alles
   vollständig vermischt ist.
5. Nach Belieben mit Sesamkörnern
   garnieren.

Nährwert:

- Proteine, Ballaststoffe, Vitamine und Antioxidantien sind reichlich vorhanden.

Zubereitungszeit: 20 Minuten

Im Ofen geröstete Kräuter-Süßkartoffeln

Zutaten:

Zwei große geschälte und gewürfelte Süßkartoffeln

Zwei Esslöffel Olivenöl

1 Teelöffel getrocknete Kräuter (Rosmarin, Thymian)

Salz und Pfeffer nach Geschmack

Vorbereitung:

1. Heizen Sie Ihren Ofen auf 400 °F (200 °C) vor.

2. Süßkartoffelwürfel, Olivenöl, trockene Kräuter, Salz und Pfeffer in einer Rührschüssel vermischen.

3. In einer einzigen Schicht auf ein Backblech legen.

4. 25–30 Minuten rösten, bis das Gemüse weich und goldbraun ist.

Ernährungsfaktoren:

- Reich an Ballaststoffen, Vitamin A und C sowie Antioxidantien.

Zubereitungszeit: 25–30 Minuten

Sautierter Spinat mit Zitronen-Knoblauch

Zutaten:

4 Tassen frische Spinatblätter

2 Teelöffel Olivenöl

2 gehackte Knoblauchzehen

1 Zitronensaft

Salz und Pfeffer nach Geschmack

Vorbereitung:

1. Erhitzen Sie Ihr Olivenöl in einer Pfanne bei mittlerer Hitze.

2. Den gehackten Knoblauch 30 Sekunden lang anbraten.

3. Kochen, bis die Spinatblätter zusammengefallen sind.

4. Den Spinat mit Zitronensaft beträufeln.

5. Vor dem Servieren mit Salz und Pfeffer würzen.

Nährwert:

- Eisen, Vitamine und Antioxidantien sind reichlich vorhanden.

Kochzeit: 5 Minuten

Gurkensalat

Zutaten:

2 geschnittene Gurken

2 gewürfelte Tomaten

1/4 Tasse dünn geschnittene rote Zwiebel

2 Esslöffel gehackte frische Petersilie

2 Esslöffel Olivenöl

1 Esslöffel Apfelessig

Salz und Pfeffer nach Geschmack

Vorbereitung:

1. In einer Rührschüssel geschnittene Gurken, gewürfelte Tomaten, geschnittene rote Zwiebeln und gehackte Petersilie vermengen.

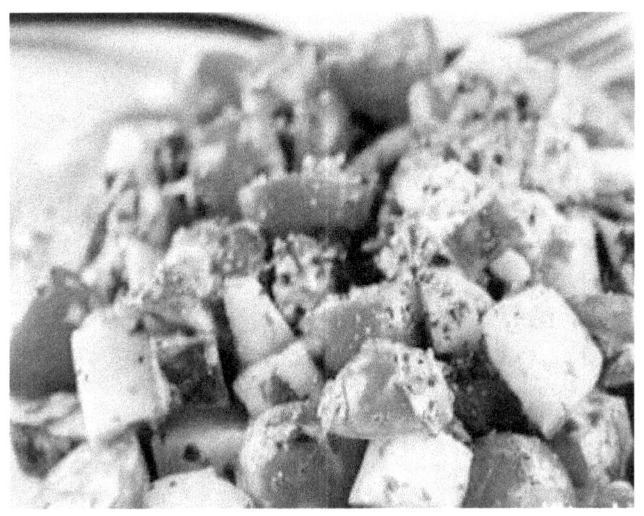

2. Mit Apfelessig und Olivenöl beträufeln.

3. Mit Salz und Pfeffer abschmecken. Zum gleichmäßigen Auftragen vermengen.

Nährwert:

- Vitamine, Feuchtigkeit und Antioxidantien sind reichlich vorhanden.

Zubereitungszeit: 10 Minuten

Snacks:

Hummus und Gemüsesticks

Zutaten:

Hummus-Rezept:

Eine Dose abgespülte und abgetropfte Kichererbsen (15 oz) als Basis

2 Esslöffel Tahini (für Sesamkörner gedacht, aber jede Sorte würde auch reichen)

Zwei Esslöffel Olivenöl (am besten extra vergine)

2 gehackte Knoblauchzehen

1/4 Tasse frisch gepresster Zitronensaft

viertel Tasse Wasser

ein bisschen Salz

1/4 Teelöffel gemahlener Kreuzkümmel, falls gewünscht.

Gemüsesticks:

Wählen Sie einen Regenbogen lebendiger Gemüsesorten, die voller Nährstoffe sind:

Karottenstifte

Selleriestangen

Paprikascheiben (rot, gelb, orange)

Gurkenscheiben

Brokkoliröschen

Zuckererbsen

Kirschtomaten

Edamame-Schoten (zusätzliches Protein)

Vorbereitung:

1. Hummus: Grundzutaten in einer Küchenmaschine oder einem Mixer vermischen.

2. Zu einer glatten und cremigen Masse verarbeiten, dabei die Seiten nach Bedarf abkratzen.

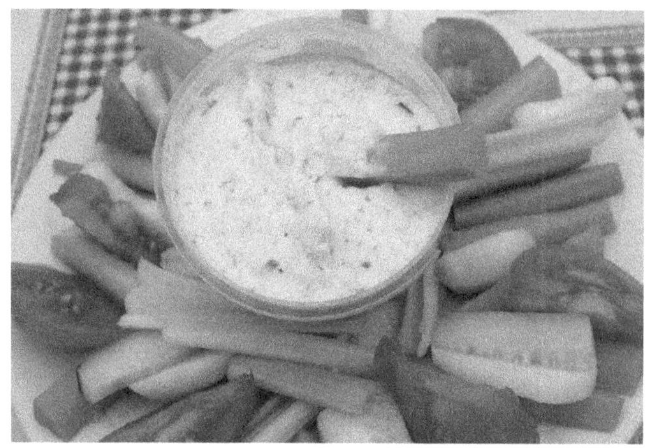

3. Abschmecken und nach Belieben würzen.

4. Für optimalen Geschmack und optimale Konsistenz den Hummus mindestens 30 Minuten kalt stellen.

Nährwert pro Portion:

- Kalorien: 250-350

- Kohlenhydrate: 30-45g

- Protein: 7-15g (mehr mit Edamame)

- Fett: 10-20g (höher mit Olivenöl)

- Ballaststoffe: 5–10 g

- Vitamine und Mineralien: Reich an Vitamin A, Vitamin C, Folsäure, Eisen und Antioxidantien.

Studentenfutter

Zutaten:

1/2 Tasse gehobelte Mandeln

1/2 Tasse geröstete Walnüsse

eine halbe Tasse Kürbiskerne

1 Esslöffel getrocknete Preiselbeeren

1 Esslöffel dunkle Schokoladenstückchen

Vorbereitung:

1. In einer Rührschüssel alle Zutaten vermischen.

2. Der Einfachheit halber können Sie es in kleine Beutel in Snackgröße portionieren. UndIn einem luftdichten Behälter einige Stunden im Kühlschrank aufbewahren.

Nährwert:

- Reich an gesunden Fetten, Proteinen, Vitaminen und Mineralien.

Gebackene Grünkohlchips

Zutaten:

1 Bund Grünkohl, Stiele abgeschnitten und zerkleinert

Ein Esslöffel Olivenöl

Salz und Pfeffer nach Geschmack

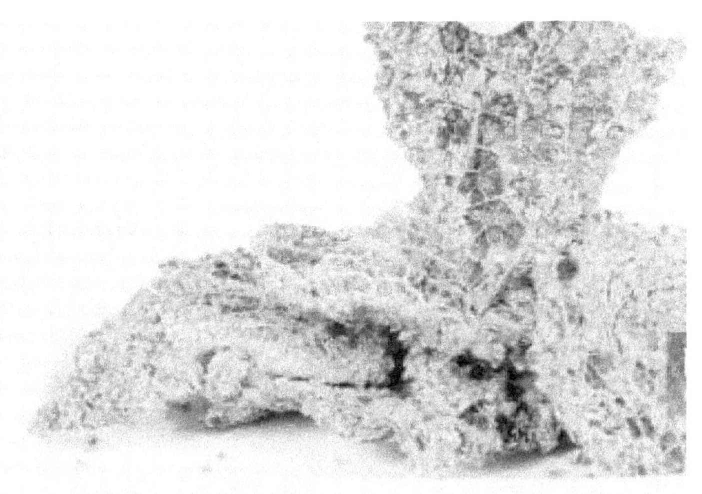

1. Heizen Sie den Ofen auf 300 °F (150 °C) vor.

2. Grünkohl mit Olivenöl, Salz und Pfeffer in einer Rührschüssel vermengen.

3. Den Grünkohl in einer Schicht auf einem Backblech anrichten.

4. 10–15 Minuten backen oder bis der Speck knusprig ist.

Nährwert:

- Reich an Vitaminen und Antioxidantien und gleichzeitig kalorienarm.

Zubereitungszeit: 10-15 Minuten

Avocado Toast

Zutaten:

1 reife Avocado

2 Scheiben Vollkornbrot

Optional eine Prise rote Paprikaflocken

Spritzer Zitronensaft

Salz und Pfeffer nach Geschmack

Vorbereitung:

1. Toasten Sie die Vollkornbrotscheiben.

2. Avocado aufs Brot streichen.

3. Mit Paprikaflocken, Zitronensaft, Salz und Pfeffer abschmecken.

Nährwert:

- Reich an gesunden Fetten, Ballaststoffen und Vitaminen.

Letztendlich ist das „Krebs-Kochbuch für Anfänger" eine umfassende Ressource, die Menschen auf dem schwierigen Weg zur Krebserkrankung hilft. Dieses Kochbuch bietet nicht nur eine große Auswahl an gesunden Gerichten, sondern vermittelt den Lesern auch, wie sie eine fundierte Lebensmittelauswahl treffen können, die ihren Heilungsprozess unterstützt.

Dieses Kochbuch unterstreicht die Bedeutung einer gesunden, ausgewogenen Ernährung für Krebspatienten, indem es Informationen bereitstellt, die sowohl leicht verständlich als auch gut geschrieben sind. Es betont die Bedeutung gesunder Bestandteile und bietet hilfreiche Tipps und Ernährungspläne zur Stärkung des Immunsystems, zur Kontrolle von

Nebenwirkungen und zur Verbesserung der Gesundheit im Allgemeinen.

Es bietet nicht nur Rezepte, sondern hilft auch bei den emotionalen und psychologischen Aspekten der Krebsbekämpfung und schafft ein Gemeinschaftsgefühl. Indem die Bedeutung von Nahrungsmitteln als mehr als nur als Brennstoff hervorgehoben wird, wird eine umfassendere Strategie zur Genesung gefördert.

Letztendlich ist das „Krebs-Kochbuch für Anfänger" ein Beispiel für Charakterstärke und bietet Trost und praktische Hilfe für Krebskranke und ihre Angehörigen. Als Orientierungshilfe hilft es Krebspatienten und ihren Familien dabei, gesunde Ernährungsentscheidungen zu treffen, die

ihre Gesundheit und ihr Wohlbefinden vor
und nach der Behandlung verbessern.

www.ingramcontent.com/pod-product-compliance
Lightning Source LLC
Chambersburg PA
CBHW070937260726
48661CB00003B/1023